5秒解痛！
按揉鎖骨，消除肩、頸、背痠、止住頭痛

吉田一也 著
高秋雅 譯

高寶書版集團

第1章

為什麼會肩頸痠痛和頭痛呢？

第2章

肩膀的骨骼、關節與肌肉之間是如何協調運作的？

第3章

為什麼鎖骨很重要？

第4章

附著在鎖骨上的肌肉

第5章 鎖骨的位置在哪裡？

第6章 為什麼鎖骨按揉對身體有幫助？

第7章 鎖骨按揉運動作法&問與答

第8章

長年的肩頸痠痛得到改善，一覺到天明！

擺脫頭頸肩困擾的經驗談

第9章 日常生活習慣也能改善頭頸肩困擾

前言

肩頸痠痛並非身不關己，而是在每個人身上都有可能發生的病症。

我想正在閱讀這本書的您也是其中一人。不止是您，還有許多人也想改善肩頸痠痛的問題。

另外還有因肩頸痠痛導致的「頭痛」問題，為此苦惱的讀者想必也不在少數。

我曾任職於骨科醫院，作為一名物理治療師，每天面對眾多為肩頸疼痛所苦的患者。得益於這些經驗，目前從事物理治療師的教育指導。在指導過程中，必定會提及某項主題，那就是「鎖骨」。這項主題在專家研討會上也博得好評。原因就是療效甚佳。

然而，儘管是人人都熟悉的鎖骨，實際上在肩頸部位的治療，就連專家都甚少關注這個部位。

「為什麼是鎖骨？」「鎖骨是怎麼改善肩頸痠痛、脖子僵硬還有頭痛的？」

本書將著眼於鎖骨，希望能為上述疑問提供完善的詳細說明。

此外，也會對鎖骨周圍的按揉運動進行步驟解說。鎖骨按揉的執行方法相當簡單，希望各位讀者都能將其當成一種生活習慣。

即便只有一人也好，期許能藉由本書，讓更多的人不再為肩頸痠痛、脖子疼痛和頭痛而受苦。

讓我們一起擺脫僵硬的身體，和疼痛說再見吧！

吉田一也

第 1 章

為什麼會肩頸痠痛和頭痛呢？

肩頸痠痛和頭痛等，造成肩頸周圍疼痛和僵硬的原因是什麼？

肩膀、脖子和腰部，是特別容易感到僵硬和疼痛的部位。肩膀和頸部周圍的僵硬，一般被稱之為「肩頸痠痛」。

不過，肩頸痠痛只是一種俗稱，並非正式的病名或疾患。以症狀來說，幾乎都是在頸部後方或是頸側、背後（肩胛骨之間或上側）感到僵硬和疼痛。也因為這樣，或許該說是「頸部僵硬」比較正確。在我任職於醫院等醫療機關時，經常聽到患者說「肩膀疼」、「肩膀很僵硬」，仔細詢問是哪個部位後，與其說是肩膀，從脖子到背部的主訴更是占了壓倒性的多數。

根據厚生勞動省公布的疾病與傷害調查報告中，每年排名上位的是「肩頸痠痛」

表 1　以性別分類的疾病與傷害等症狀前 5 名

男性

第 1 名	腰痛
第 2 名	肩頸痠痛
第 3 名	咳嗽且多痰
第 4 名	鼻塞、流鼻水
第 5 名	手腳關節疼痛

女性

第 1 名	肩頸痠痛
第 2 名	腰痛
第 3 名	手腳關節疼痛
第 4 名	身體疲倦無力
第 5 名	頭痛

（厚生勞動省 2016 年國民生活基礎調查）

和「腰痛」。而在二〇一六年的國民生活基礎調查中，女性第一名為「肩頸痠痛」，第二名「腰痛」；男性第一名「腰痛」，第二名「肩頸痠痛」。幾乎可說是每年爭奪排行先後一般，頻頻出現症狀的部位。（參照表 1）

肩頸痠痛的造詞源自於夏目漱石！

日文的「肩頸僵硬／痠痛（肩こり）」，據說是由日本的小說家兼評論家夏目漱石所創造出來的。在夏目漱石的長篇小說作品《門》（西元一九一一年刊載）當中，對主角的妻子阿米有這麼一段描寫：「在頸部與肩膀的相連處，稍微靠近背脊的那一帶，硬得就有如石頭一般。」（原文引用自集英社文庫《門》）

這是肩頸痠痛第一次被記載於文本之中，而這個詞彙之所以在世間流傳開來，也被普遍認為是夏目漱石的緣故。在肩頸痠痛這個名稱確立之前，肩頸痠痛的症狀在民間有各種說法，分別被稱為「肩膀疼痛」、「肩膀緊繃」、「急性肩痛」以及「五十肩」。在醫學上則以「痃癖」或是「肩癖」來表現。

還有一種說法是「肩頸痠痛」取代了「肩頸漲痛（肩はり）」。肩頸漲痛的說法至今確實仍然通用，然而較不會將這個詞彙當成常用字詞。

自二十世紀以來，肩頸痠痛這詞就一直被普遍使用著，至今已是大眾熟悉的通用字詞。

誰都想不到這個說法竟然是起源於夏目漱石的小說，實在令人驚訝。

五十肩與四十肩

近年來廣泛被使用的詞語中，有一項就是「五十肩」。我想大多數民眾都認為「肩膀的疼痛＝五十肩」吧。

在江戶時代的《俚言集覽》這本國語辭典中，寫有關於五十肩的敘述，也被認為是該詞語的出處。

「大約在人們剛過五十歲的時候，上臂骨節會感到疼痛，過了某種程度可以不

藥而癒，俗稱為五十臂和五十肩。也被稱為長壽病。」

當時的人們認為，這是一種只要上了年紀就會發生的症狀，就算放著不管也能自然好轉。

順帶一提「四十肩」這個詞語，是以四十多歲時出現五十肩的症狀而命名。因此，四十肩和五十肩之間的差異只在於症狀出現的年齡。

如果您出現如下頁插圖的四個症狀，就有可能是五十肩或四十肩。不過，五十肩和四十肩也不是正式的病名。最近在電視和報章雜誌上也有報導，在醫院之類的醫療機關，這類疾患被稱為「沾黏性肩關節囊炎」。

五十肩＆四十肩的症狀

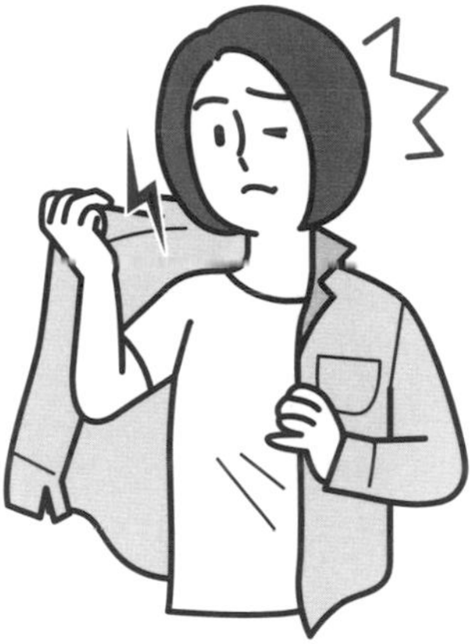

穿襯衫等上衣時會感到疼痛

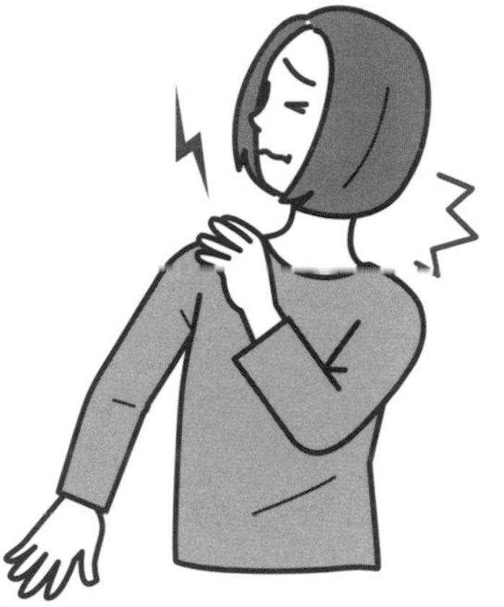

手臂舉不起來，也沒辦法轉

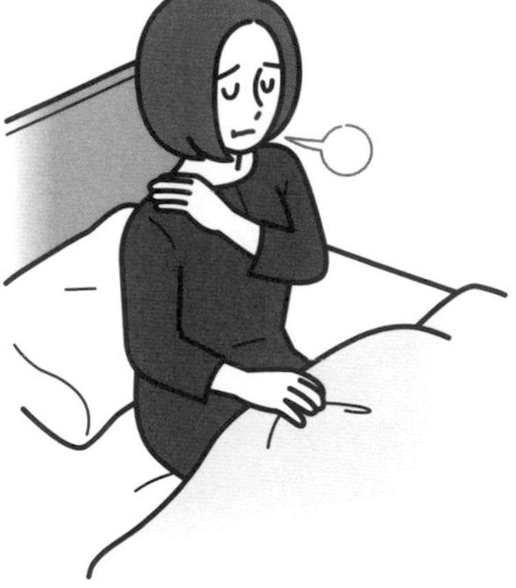

晚上痛得睡不著覺

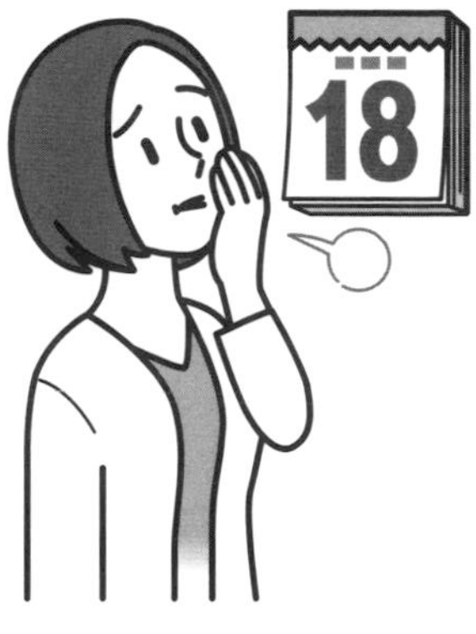

治療期間長，不容易好

若是將引發肩頸不適的原因區分成七種……

作為一名物理治療師，我見過許多被肩頸痠痛所困擾的患者。我認為，引起肩頸周圍不適的原因可分為以下七種類型。

1 肌肉疲勞型
2 眼睛疲勞型
3 運動不足型
4 體液循環不良型
5 生活壓力型
6 內臟負擔型
7 女性內分泌變化型

鎖骨周圍是各種管路的通道

1 肌肉疲勞型

當我們在工作、家事和運動等方面大量使用肌肉，就會使肩膀周圍的肌肉變得僵硬緊繃。

如果只是一時性的過度使用那倒還好，但若以不良姿勢使用電腦，或是將長期累積的疲勞置之不理，就會變得難以擺脫這些僵硬和疼痛。

肌肉疲勞型的機制

當肌肉變得僵硬，就會壓迫到血管和神經，使肩頸容易緊繃

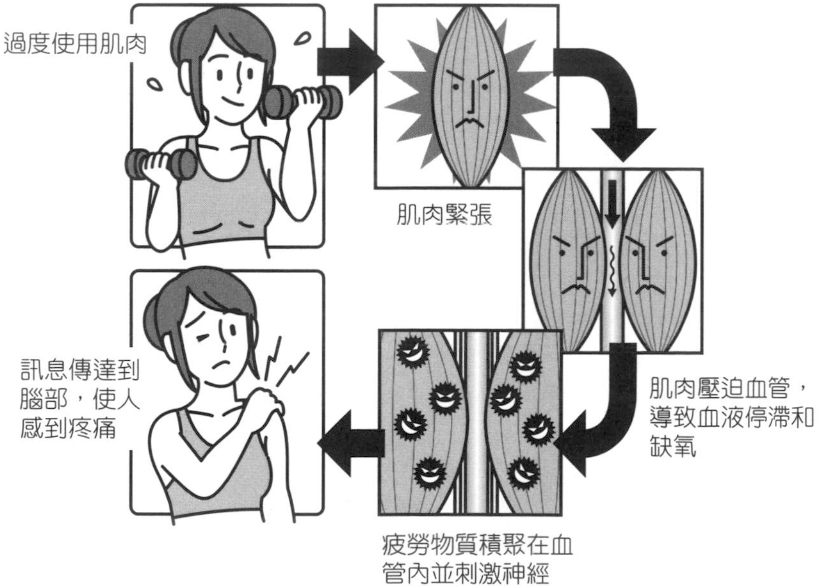
過度使用肌肉
肌肉緊張
肌肉壓迫血管，導致血液停滯和缺氧
疲勞物質積聚在血管內並刺激神經
訊息傳達到腦部，使人感到疼痛

2眼睛疲勞型

近年來，隨著電子產品的普及，智慧型手機和電腦已經是人人都會使用的物品。電子產品所發出的藍光，會替眼睛帶來額外的負擔。過度用眼和疲勞，都是造成肩頸僵硬和疼痛的一環。

3運動不足型

隨著年紀增長，活動身體的機會也跟著逐年減少。學生時期還可以藉由社團活動等場合揮灑汗水，然而一出社會

眼睛疲勞型的機制

過度用眼也會造成肩膀僵硬和脖子痠痛

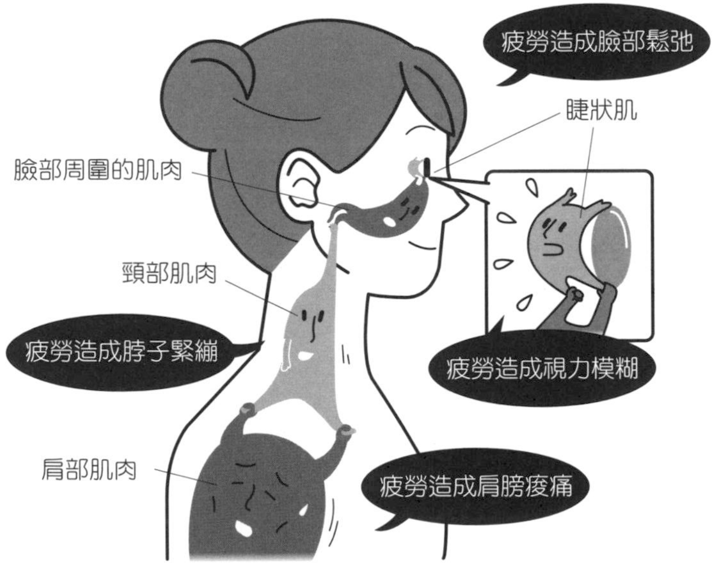

後，稍不留神就會讓自己變成運動不足的狀態。當身體長期缺乏運動，肌肉的伸展和收縮量減少，肌肉就會逐漸衰老退化，這也會導致血液和淋巴的循環惡化。

4 體液循環不良型

如同運動不足型所提到的，當身體的血液和淋巴循環變得不順，就會造成肩頸周圍的僵硬和疼痛。尤其是關於血液循環方面的問題，「飲食」很可能是一大原因。在意血壓問題的人，身體的體液循環可能也不太好。

5 生活壓力型

「現代社會就是壓力社會！」正如這句話所說，身處現代社會，時不時會發生與職場、家庭和居住環境有關的人際問題。此外，就連工作本身也容易承受壓力。壓力會導致肌肉僵硬、頭暈，並對內臟帶來負擔。肩頸部位的問題大多都是壓力造成的。

6內臟負擔型

長期暴飲暴食，或是容易在季節交替之際感到疲勞的人，也大多有肩頸痠痛的傾向。這個類型的人只要重新檢視生活習慣，就能改善僵硬和疼痛。飲食與壓力傷胃，酒精則傷肝，生活中是否有像這樣做出造成內臟負擔的事呢？

7女性內分泌變化型

最後是女性特有的問題。女性會受到生理期不順、產前產後的身體變化，以及更年期障礙等影響。此類型的問題，必須進行詳細的問診。

雖然肩膀僵硬、脖子痠痛、頭痛的原因這句話說來簡單，但真正的根因可說是五花八門。找到適合每個人的應對方法是很重要的。你是屬於哪一種類型呢？有些人可能會同時符合多種類型。這是一個改變生活習慣的好機會。

肩頸痠痛是直立行走造成的？

距今六百至七百萬年前，人類開始直立行走。在那之前，人類一直都是將上肢（手臂和手掌）作為移動的工具。演化為直立行走之後，人類開始可用雙手進行複雜的勞動。

「頭部的位置」，是四肢行走與直立行走之間的一個顯著差異。四肢行走時，不需強行支撐頭部，應該是不會使肩膀變得僵硬。演化為直立行走之後，雙手從兩側肩膀垂下。另外，為了支撐沉重的頭部，也對肩膀和頸部帶來了負擔。

當人類不再仰賴雙手作為移動工具，可以進行繁複的作業後，連帶著促進了文明的發展。雖有許多助益，然而以壞的一面來說，卻也帶來了不會在其他動物身上出現的問題。

在第14至15頁的二〇一六年日本國民生活基礎調查中可看出，這是導致肩膀僵硬和背部疼痛的要因。

從四肢行走到直立行走的演變，使肩膀和腰部更容易承受負擔，形成肩膀僵硬和腰痛問題。這也許是人類特有的症狀。

透過將上肢（手）從行走中解放，增加了手掌可執行的動作。若是缺乏手部精細動作的成熟，現代社會的各項發展，例如用餐，寫作，運動，嗜好和電腦作業等，幾乎可說毫無可能。

能完成複雜工作的同時，也因為手臂和手部肌肉的大量使用，造成肩頸周圍的肌肉容易變得僵硬。

此外，長期持續錯誤的坐姿和站姿，也會使頭部位置容易比胸口位置還要向前。像這樣的頭部位置，就是造成頭部到頸部後方肌肉僵硬的元兇。

黑猩猩與人類的姿勢差異

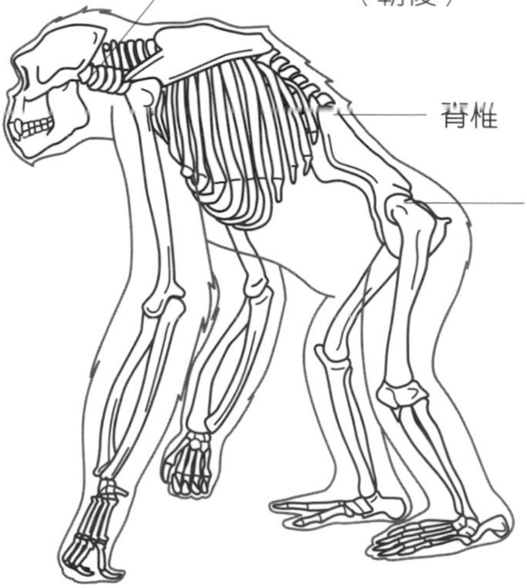

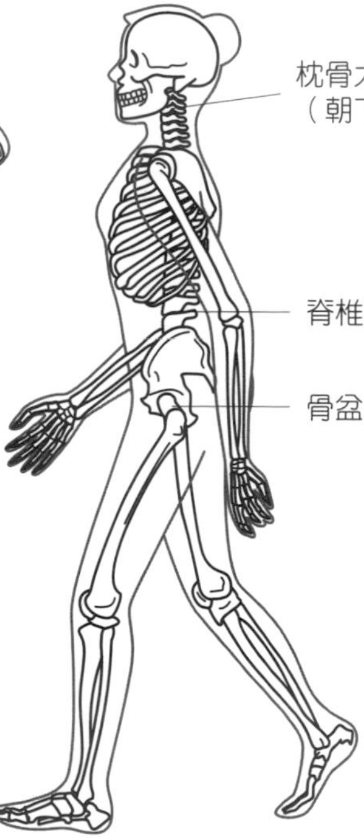

四肢行走與直立行走的最大差異在於頭部的位置，直立行走有支撐頭部的必要。

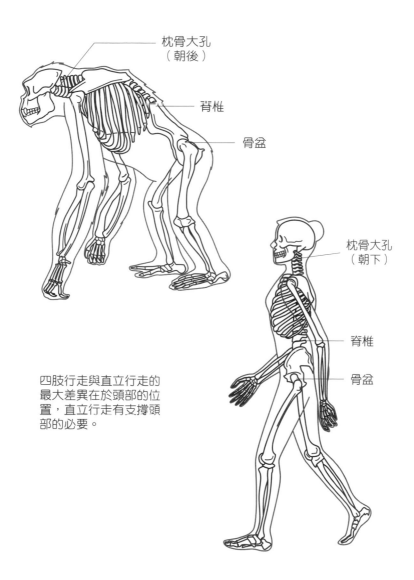

頭部角度與脖子承受負擔的關聯

低頭滑手機的角度越大，脖子所承受的負擔也就越重

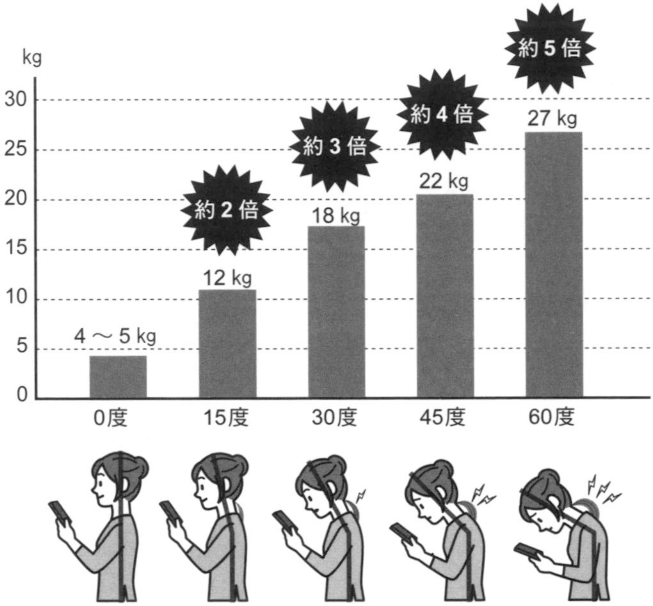

據說頭部的重量大約占了成人體重的一〇%。

也就是說，倘若體重五十公斤，那麼頭部大約是五公斤左右。

當五公斤重的頭部往前傾時，身體為了支撐頭部的重量，從頭部後方到頸部這一帶的肌肉都會緊張用力。

因此頸部僵直也與姿勢有關係。

您平常盯著智慧型手機的姿勢沒問題嗎？是否都低著頭往下看呢？

慣用手那一側更容易肩膀緊繃!?

您身上的肩頸痠痛問題，左右哪一側比較嚴重呢？在大多數情況下，即使兩邊都有症狀，也有左右的強度落差。慣用手那一側比較嚴重的人，可能是他們使用左右手的方式差異過大。

據說右撇子占了全國總人口的九〇％。慣用手的右手，不論是在力氣、精密性和準確度方面，皆優於非慣用手的左手。在我們以雙手行使的動作中，有許多是單靠慣用手來進行的。只用非慣用手的動作反而很少，非慣用手往往在雙手操作中擔任輔助角色。

在我們的每日生活中，大部分時間都會用到雙手，例如寫字、吃飯、刷牙、盥洗、擦拭和掃除等等。幾乎所有動作都是以手來完成的。是的，大量使用慣用手。重複使用慣用手也意味著肌肉的頻繁使用，尤其是被稱為胸小肌的肌肉。

假如慣用手的肩膀比另一側肩膀還要圓，您的胸小肌很有可能處於緊繃狀態。

請試著按壓鎖骨下方靠近胸部的位置。若是感到疼痛或僵硬，可能是慣用手使用過度。有些人會因為過度使用慣用手導致肩膀僵硬。還請小心，別讓慣用手太操勞了。

在最近的一項研究中，提到了一段有趣的內容：「非慣用手擁有慣用手所沒有的優勢」。這份報告指出，非慣用手似乎具有出色的運動能力，但這項能力只在同時使用雙手時發揮。從這個意義上來說，最好盡量減少胸大肌和胸小肌的緊繃程度，哪怕只是一點點，也是有好處的。

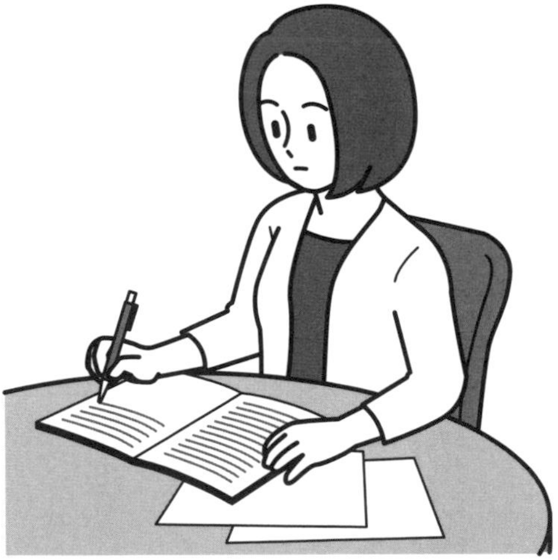

在肩膀上提的狀態下很難把手臂抬起來

肩膀疼痛者常見的抬手臂方式

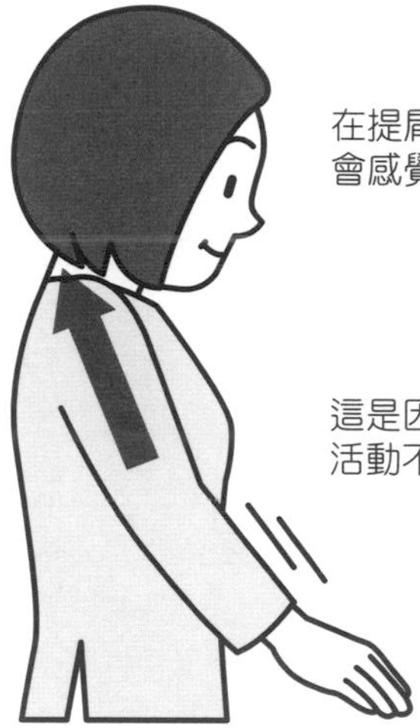
在提肩的同時舉起手臂，
會感覺手臂沉重。
這是因為鎖骨
活動不良。

肩膀疼痛者常會如此抬高手臂。如上方插圖畫的「提肩」，假若患者試圖在疼痛期舉手，為了避免疼痛發作，會小心翼翼，或者在肌肉出力的提肩狀態下，嘗試用各種方法來抬高手臂。

這應該被稱為身體的一種防衛機制，以這種方式絕對無法將手舉起。不僅如此，反倒會讓肩膀肌肉變得更加緊繃，加劇疼痛。

提肩代表鎖骨運動處於「後縮」

狀態（參見第71頁）。鎖骨後縮是一種抑制作用，尤其是在手臂向前擺動的動作。因為位置關係使得鎖骨被向後及向下推動，這會擠壓到從鎖骨往下延伸到手臂的神經、動脈和靜脈，以及其他血管系統。若是感到手臂麻痺或沉重，須當心。檢查鎖骨是否有確實移動，不要讓肩膀施力。

當肩膀感到僵硬或疼痛時，「將手向前拉伸」是很重要的。這麼做可以減輕鎖骨的壓迫感。

請試著將手稍微往前伸，再往上舉起。您應該能感受到鎖骨輕輕地上提。只要一點小技巧和有意識地活動，就能緩和緊繃和疼痛。

情緒與肩膀的關係

其實，情緒與肩膀是有關聯的。因為姿勢會隨著情感的起伏產生變化，而姿勢一變，鎖骨的位置和肩膀運動也跟著改變。

有一個用來描述情感的詞彙叫做「喜怒哀樂」。這四種情感分別帶來了什麼樣的意象？請試著在腦海中想像看看。喜悅的姿態、憤怒的姿態、為了傷心之事感到沮喪的模樣，沉浸於興趣或嗜好時的愜意模樣。腦海中出現了什麼樣的畫面？能夠想像出來嗎？情緒的波動對身體而言是一個巨大的轉變，連帶著影響姿勢的變化。舉例來說，若是發生了什麼令人悲傷的事情，身體會容易做出臉部朝下的姿勢。會在心情沮喪時抬頭的人應該不多。大部份都是為了擺脫這種低迷的心情，才會將臉部朝上吧。當人陷入低潮時，容易將身體蜷縮起來。

像「垂頭喪氣」，也是以肢體表達情緒的詞語。當人感到悲傷時，頸部到背部的曲線會帶有弧度，抬高手臂時會覺得很難抬起，有些人甚至還會感到沉重。

隨著這種狀況的持續，大量使用雙手和將手高舉的動作，可能會導致肩膀和頸部變得僵硬和疼痛。喜悅和快樂的情緒，是緩解肩頸痠痛的關鍵。自己是否有過著充滿喜悅和歡笑的生活呢？

喜怒哀樂與姿勢

姿勢和情緒息息相關。

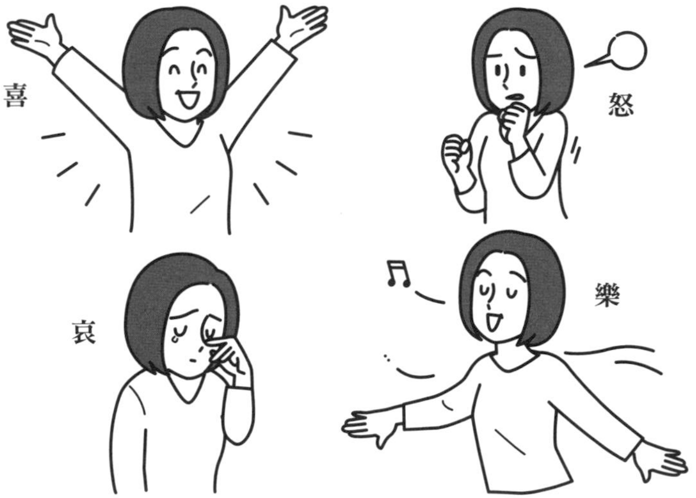

胸廓出口症候群及孕期姿勢不良會導致手部發麻

「手部發麻」以及「手臂無力」，是女性特別常見的症狀。是什麼原因造成的呢？可能的原因有很多，而「胸廓出口症候群」是其中之一。

1 胸廓出口症候群

胸廓出口症候群是一種因鎖骨周圍的肌肉緊張，加上頭部位置等問題，導致神經受到壓迫的疾病。此病症會壓迫到從脊椎延伸至指尖，名為「臂神經叢」的神經。因此，會出現手部發麻和手臂無力等症狀。

主要有三個部位的神經會受到壓迫，症狀名稱分別代表著神經的壓迫位置。

由上而下照順序來說，分別是斜角肌症候群、肋與鎖骨症候群，以及胸小肌症候群。其中肋與鎖骨症候群特別和鎖骨有關。以下將為各位說明各個症候群的成因。

胸廓出口症候群是什麼？

總共有三個部位的神經會受到壓迫，具體的壓迫位置是對症治療時的關鍵。

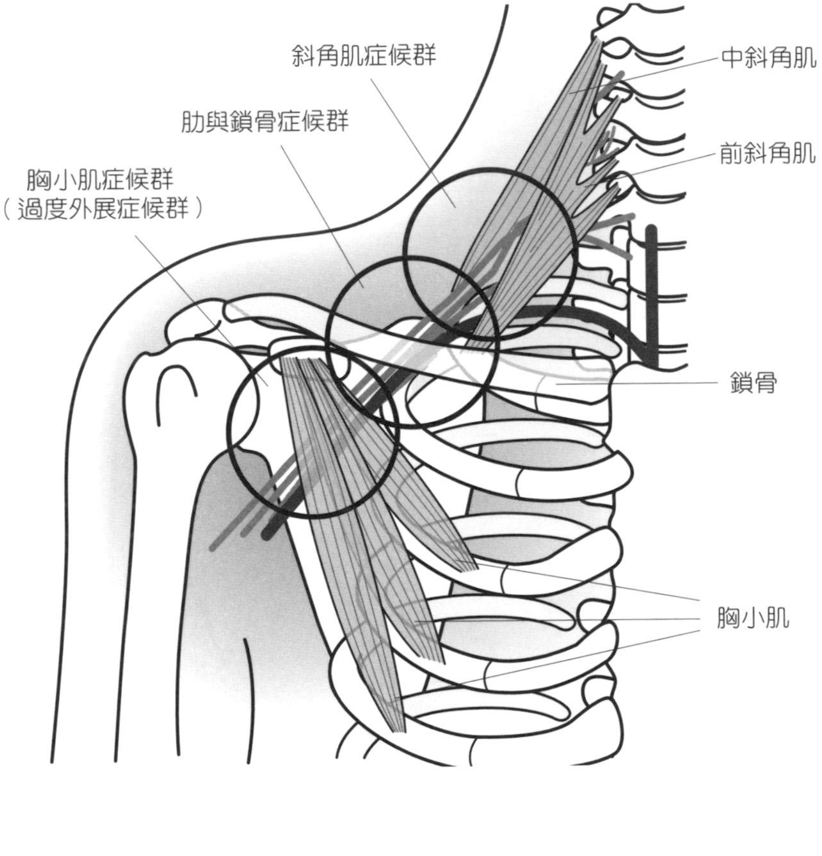

①斜角肌症候群

「斜角肌症候群」，指的是位於頸部側面的斜角肌變得僵硬且壓迫到神經。個性容易緊張，或是脖子施力過度的人，經常會使斜角肌處於緊繃狀態。斜角肌分為前斜角肌、中斜角肌和後斜角肌。而壓迫到神經的，就是其中的前斜角肌和中斜角肌。

②肋與鎖骨症候群

「肋與鎖骨症候群」的臨床特徵是鎖骨活動不順，且周圍肌肉變得僵硬，原因是肋骨和鎖骨壓迫到神經。

雙肩往下傾斜的人需要特別注意。

理想的鎖骨位置

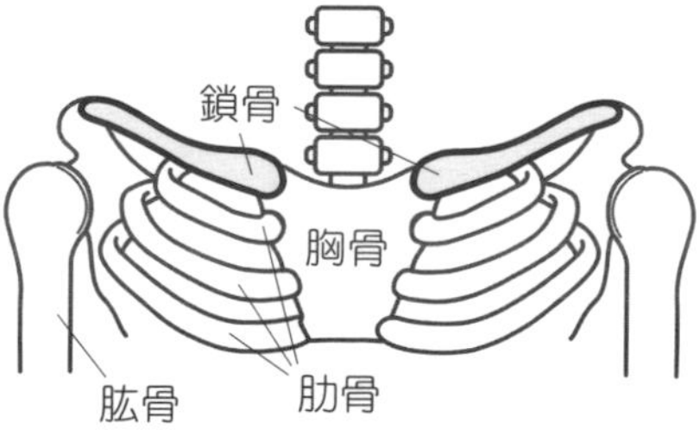

容易壓迫神經的狀態

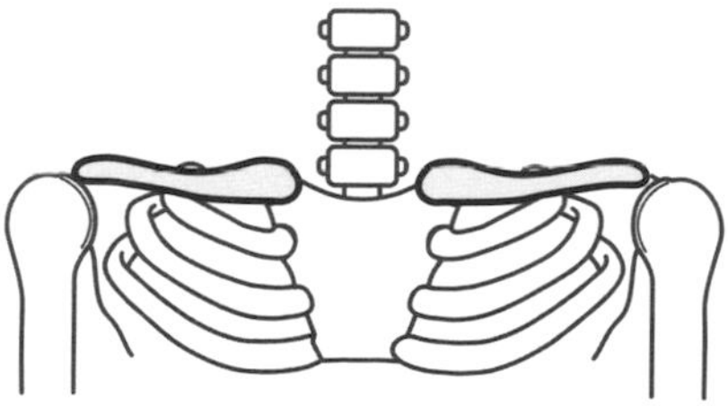

從正面來看，鎖骨呈現「倒八字」才是正常的。呈現「水平」或「八字形」的人，神經容易受到壓迫

若是先天性的，每個人的情況可能會有所不同，但有垂肩和駝背的人最好確認一下鎖骨的位置。如果鎖骨呈現倒八字，則沒有問題。但當鎖骨呈現水平，或是八字形，就要檢查鎖骨周圍是否僵硬緊繃。

本書介紹的「鎖骨按揉」是一種放鬆鎖骨周邊的運動，您可以藉由這個運動減輕肋與鎖骨症候群帶來的麻痺和無力症狀。

③胸小肌症候群

胸小肌肌肉緊張導致神經受到壓迫，也稱作過度外展症候群。胸小肌是大量使用雙手時會用到的肌肉。尤其是慣用手那一側，大多有胸小肌僵硬的傾向。也容易變成「圓肩」。

慣用手經常感到發麻和沒勁的人，請摸摸看鎖骨外側的胸部肌肉。若是覺

胸小肌容易緊張

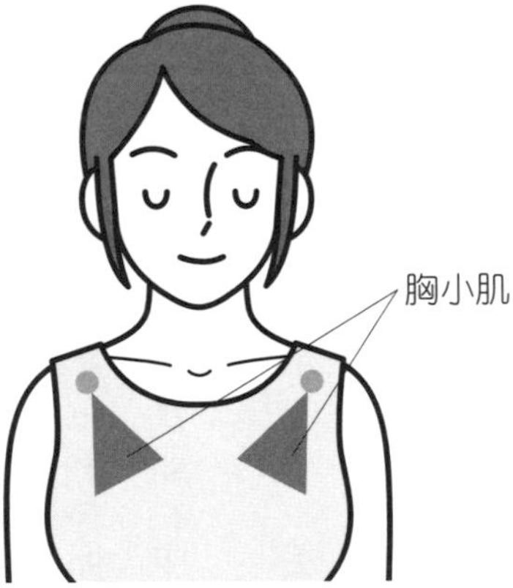

胸小肌若是僵硬，容易演變成「圓肩」
（參見第154頁）

得硬梆梆和刺痛，可以試著將這個部位按揉開來。

2孕期常見的姿勢不良

據我目前為止的經驗，胸廓出口症候群較好發於女性，尤其在產後女性最為常見。在懷孕期間（約四十週），身體的姿勢會隨著腹部重量而改變。

由於腹部增加了大約十公斤的重量，背部和臀部特別容易向後突出，以支撐這份重量。

以側面的角度來看，可以發現孕婦經常處於頭部和腹部向前的姿勢。不但容易腰部前傾，在懷孕期間為腰痛所苦也是常有的事。

這樣的姿勢，即使等到分娩之後也大多不會恢復原狀。挺著腹肌肌力減退的大肚子，又保持頭部向前的姿勢，肩膀長期處於緊繃狀態，使鎖骨難以活動。

在鎖骨難以活動的狀態下，作出一些需要用到手臂的動作時，像是抱嬰兒或是提重物，會使鎖骨周圍的肌肉變得僵硬。

另外，隨著胎兒成長而越來越大的肚子，會在產後一口氣消下來。由於腹肌和

脊椎的 S 字曲線產生變化

孕婦容易因為腹部的重量使頭部和腰部前傾。

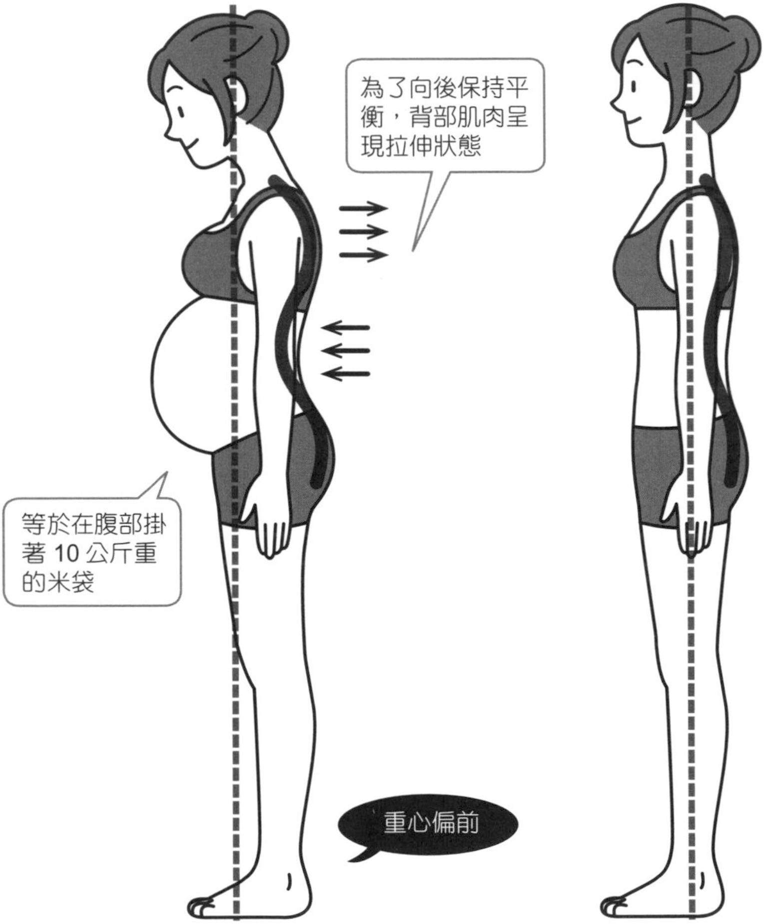

腹部皮膚在懷孕期間一直處於拉伸狀態，不僅肌肉力量減退，皮膚也會變得鬆弛。而這些腹肌無力和皮膚下垂的問題在分娩後仍會存在。

腹肌一旦無力，就有可能造成手部麻痺和無力等症狀。您的姿勢沒問題嗎？腹部的力量是不是不夠呢？

3 不光是大人，就連小朋友都會姿勢不良

「小朋友也會肩膀痠痛？這種症狀難道不是成年之後才會有嗎？」許多人或許會這麼認為，但其實兒童的肩膀痠痛問題已成為近年來網路和電視上的熱門話題。「書包」就是其中一個原因。經過改良後，書包的重量雖然比以往輕了許多，但仍有一．三公斤的重量。若再放入教科書或筆記本等用品，就會超過二公斤。

依據每間學校的情況，有些學童因為學校規定不能將課本留在教室，必須天天背著全部的教科書上下學。一個孩子背了整整六年沉甸甸的書包，身體出現肩膀僵硬的症狀似乎也就不足無奇了。

再加上治安問題，使學童在公園等戶外玩耍的機會變少，而手機遊戲造成的肌

肉無力和姿勢不良也是助長肩膀僵硬的一個因素。

書包對學童帶來的影響不僅只是肩膀僵硬，據說也會造成姿勢惡化和運動能力的下降。血液和神經的循環被書包壓迫，導致視力降低和頭痛，甚至容易累積壓力，使學童的情緒易怒焦躁。

為孩子們挑選符合體型的書包吧。除了需要使用六年等耐用性的考量，也需注意背的時候頭部是否有偏向前方，背部和書包之間是否留有空隙。再來就是盡可能挑選重量輕的款式。最好是把不會用到的教科書留在學校，這樣對學童的身體比較理想。

比較不會對肩膀和腰部造成負擔的背法

☑ 身體呈現一直線

☑ 背與書包之間沒有空隙

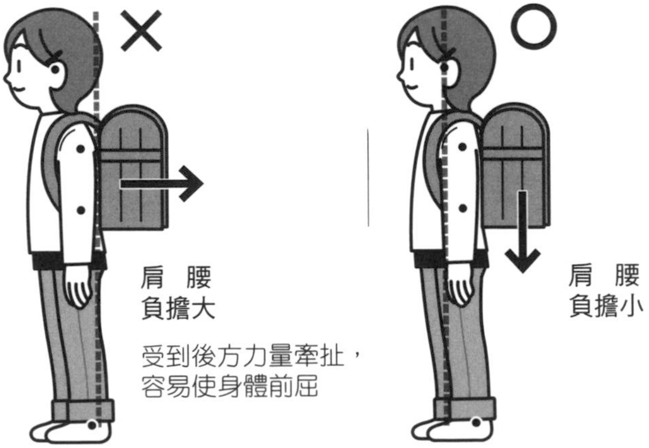

第 2 章

肩膀的骨骼、關節與肌肉之間是如何協調運作的？

認識肩膀的骨骼

肩膀的骨骼包含肱骨，肩胛骨和鎖骨。從更廣泛的意義上來說，除了上述骨骼之外，胸骨和肋骨也算是肩膀的一部分（也有把脊椎算進去的情況）。

當人移動手臂時，其實肋骨和脊椎也跟著在移動。試著將背部蜷縮起來再抬起手臂。應該很難將手臂舉起來吧？抬起手臂可以稱為上半身運動，或者更具體地說，是全身運動。

治療肩膀時不僅會檢查肩部，還會確認全身各部位的狀況。這是因為肩膀疼痛的原因往往不在肩部。

肩膀的骨頭

肩膀有三塊骨頭，分別是肱骨、肩胛骨和鎖骨。

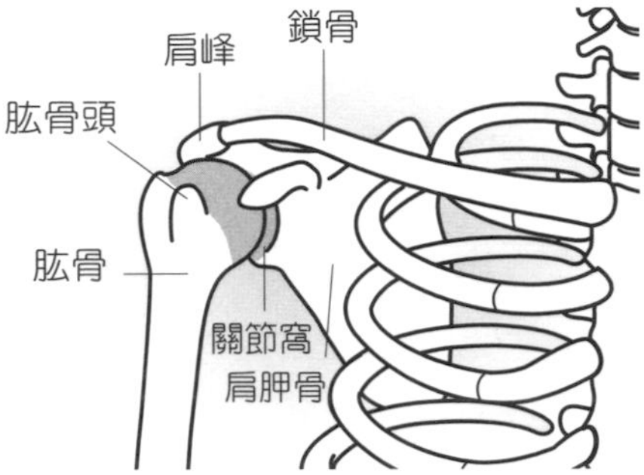

肩關節總共有五個

肩膀的關節由五個部分構成。

許多人認為的「肩膀」，其實是「盂肱關節」。肩膀僵硬和疼痛的症狀大多發生在盂肱關節的附近。和其他關節不同，這個關節會朝各種方向活動，而這些大量活動也使盂肱關節特別容易受傷。

本書介紹的與鎖骨有關的關節有兩個，分別是「肩峰鎖骨關節」和「胸骨鎖骨關節」。

肩膀的關節

從廣義上來說，肩關節可分為五個。而狹義上則將盂肱關節稱為肩關節。

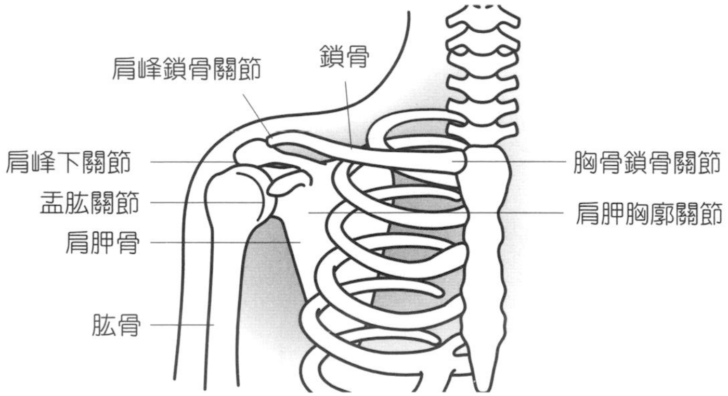

肩膀的肌肉分為淺層肌肉和深層肌肉

肩膀是由許多肌肉組成的。由於分布在肩膀周圍的肌肉相當多，這邊僅介紹一些代表性的肌肉。

肌肉分為表面的淺層肌肉和深處的深層肌肉。

淺層肌肉包含身體正面的胸鎖乳突肌、三角肌、胸大肌、前鋸肌和肱二頭肌等，以及背部的僧帽肌、闊背肌和肱三頭肌。這些分布在表層的肌肉也被稱為外層肌肉，是發揮巨大力量的肌肉。

肩膀的肌肉

皮膚正下方的肌肉稱為淺層肌肉（Outer muscle）

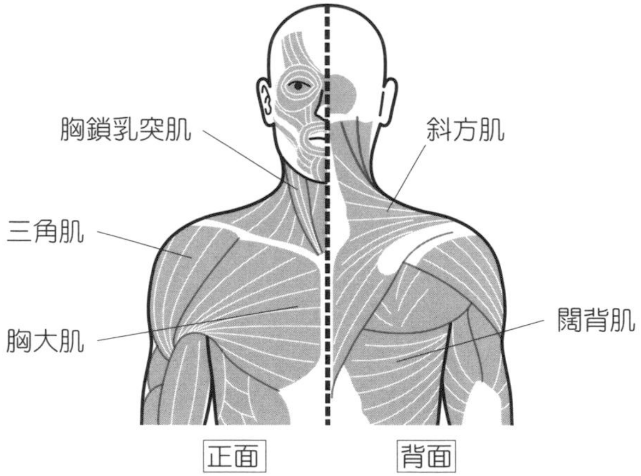

旋轉肌袖的肌肉

位於淺層肌肉深處的肌肉稱為深層肌肉（Inner muscle）

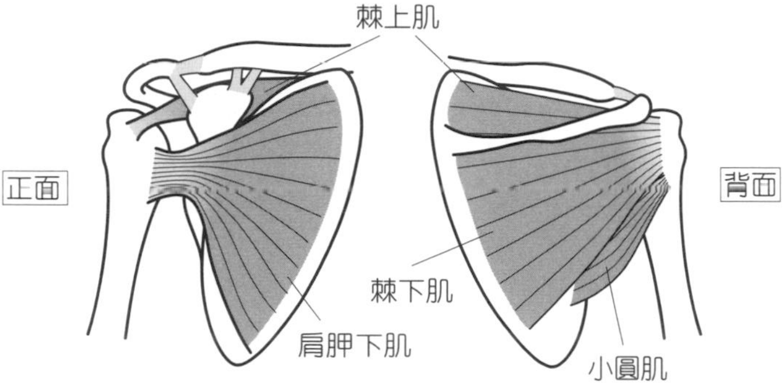

深層肌肉包含身體正面的棘上肌、肩胛下肌、胸小肌，背面則是提肩胛肌、棘下肌、小圓肌、大圓肌以及菱形肌。分布在深層的肌肉也被稱為內層肌肉，用於穩定肩關節。

旋轉肌袖由四條肌肉所組合而成，分別是棘上肌、棘下肌、小圓肌和肩胛下肌，英文也稱為「Rotator cuff」。旋轉肌袖附著於肱骨頭，讓肱肩胛關節保持穩定。透過此肌肉群的活動，使手臂能夠以肩關節為支點進行扭轉。

肩關節的活動總共有八種

肩關節可進行的動作總共有八種。

這些動作是進行肩部運動或伸展時的必要知識，請將八種動作的名稱都先記下來。

①前屈

將手臂由下往上舉起。活動範圍可到達頭頂（一八〇度）。

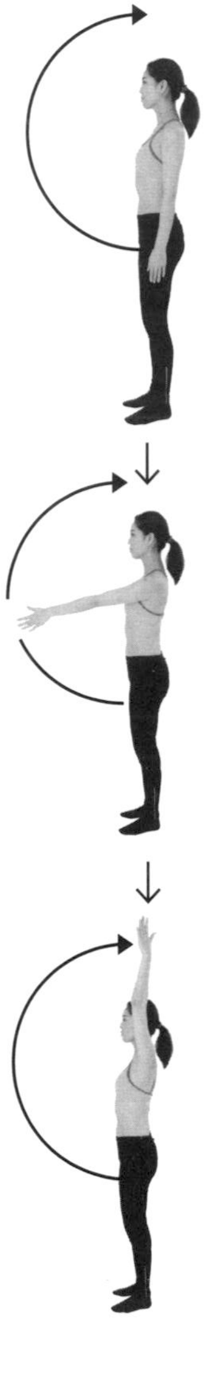

②後伸

將手臂由下往後抬起。活動範圍約五〇度。

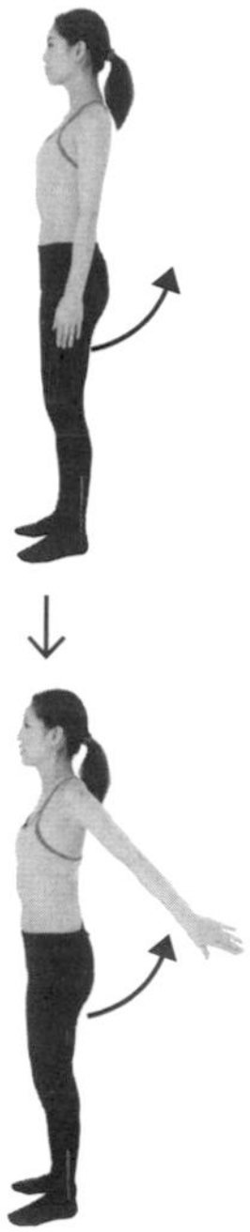

③外轉

將手臂從側面往上抬起。活動範圍一八〇度。

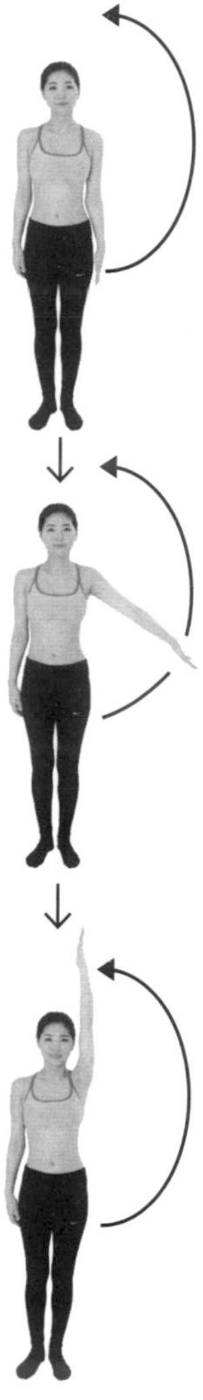

④ **內轉**

將手臂從側面往下放。由於會碰到側腹，活動範圍為〇度。

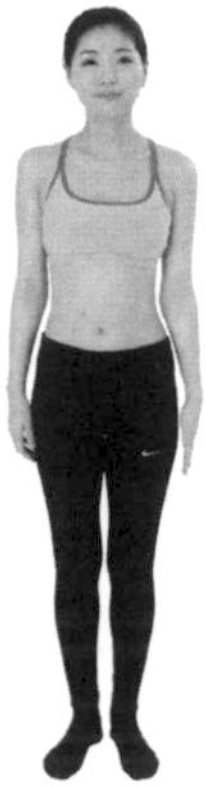

⑤ 外旋

將手臂朝外側打開。活動範圍約六〇度。

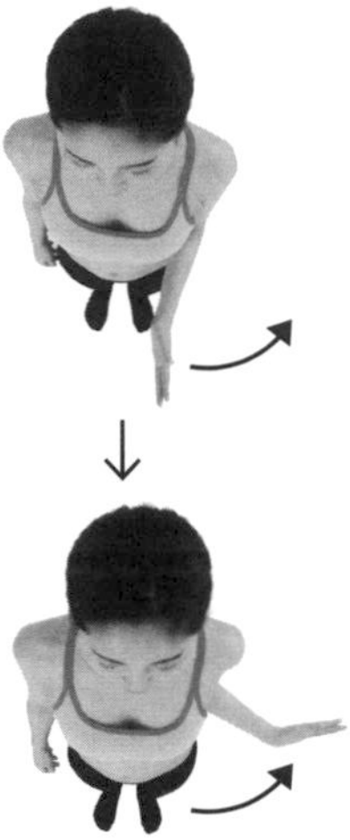

⑥內旋

將手臂朝胸口收起。活動範圍約八〇度。

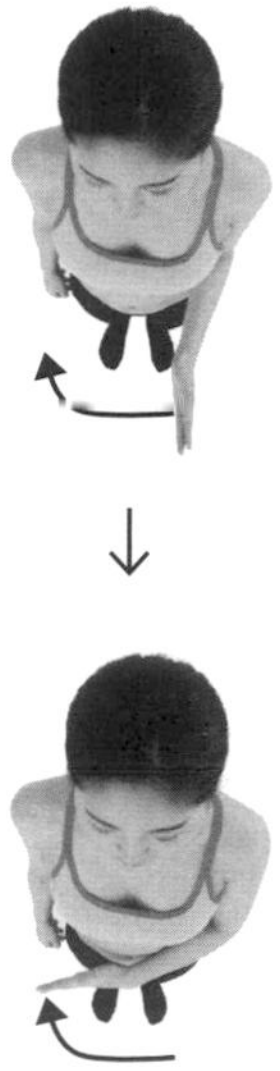

⑦水平內收

將手臂從側面抬高至與肩膀同高，並往胸口內側收。活動範圍一三五度。

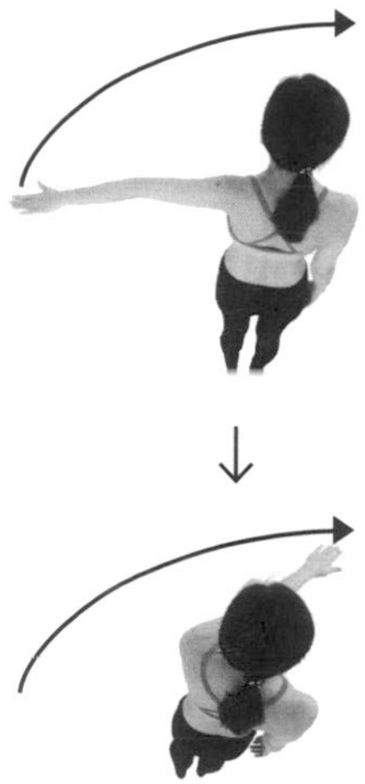

⑧水平外展

將手臂從側面抬高至與肩膀同高，並往背後伸展。活動範圍約三〇度。

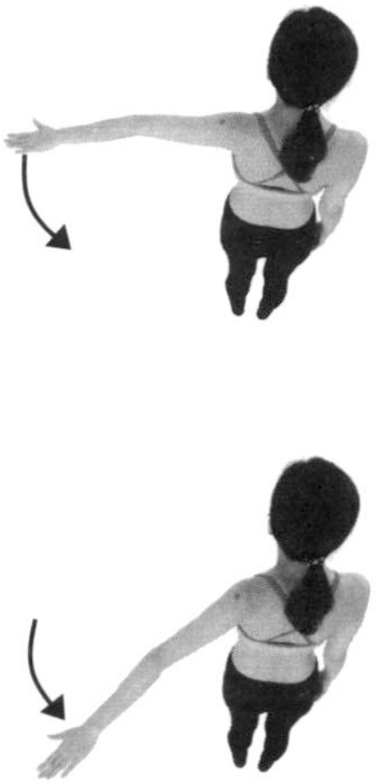

第 3 章

為什麼鎖骨很重要？

大多數人都不知道鎖骨的作用！

我想每個人都有聽過鎖骨，也都知道這個人體主要骨骼的位置。但其實大多數人都不知道這塊骨頭的作用是什麼。我們會在活動肩膀的時候用到它，然而有意識地做出動作的人應該很少。相反地，鎖骨可以說是容易被人遺忘，卻又特別容易受傷的骨頭。

例如，想像一下你的肩膀正背著一個登山包。能想像出鎖骨被背帶勒住的畫面嗎？就和我們唸小學時背書包一樣，其實嬰兒背帶也會壓迫鎖骨，讓鎖骨不好活動。

將背帶繫在肩膀上不僅會使鎖骨難以活動，肩膀的動作也會變差。嚴重的話，還會導致肩部疼痛或受傷。試著背一個沉重的登山包，然後擺出萬歲的手勢。應該會感覺手臂很重，很難舉起來吧？當鎖骨一被固定住，肩膀和手臂的動作也會變得遲鈍。

鎖骨的作用

將登山包或書包等重物背在肩膀上的行為，
都會壓迫到鎖骨

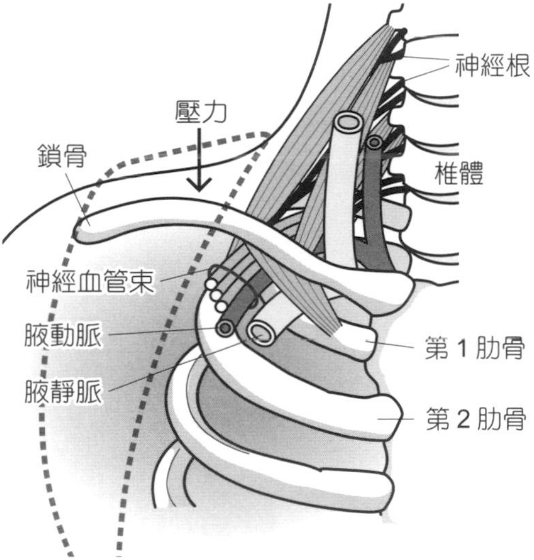

出於同樣的理由，用單側肩膀背手提包也會對鎖骨的活動帶來不好的影響。不只如此，肩膀長期單側負重還可能會造成脊椎側彎。

鎖骨的名稱起源

鎖骨是構成四足動物肩帶的骨頭之一。也是構成人體肩胛帶的三骨之一，負責吸收來自頸部到肩膀的衝擊，是人體最脆弱的骨頭，

據說救生繩索和安全帶也是以此特徵來設計的。

鎖骨英文是「Clavicle」，拉丁文則稱「Clavicula」。它是Clavis的指小詞（詞綴的一種，意指比原先的詞語還要更小，更迷你），意思是「一把小鑰匙」。仔

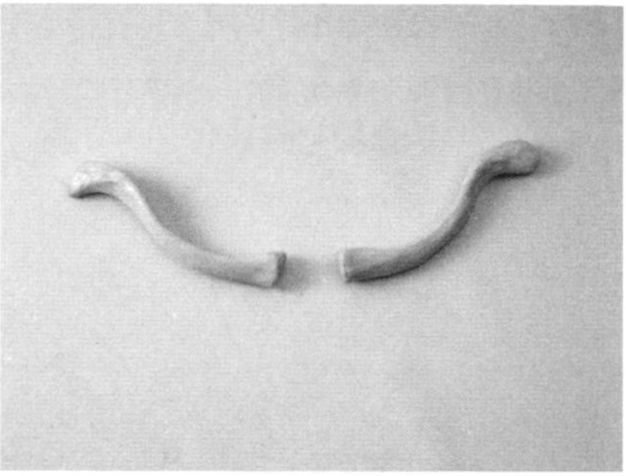

鎖骨呈現柔和的S狀彎曲

細觀察鎖骨的形狀，確實像一把鑰匙對吧？

其實，鎖骨這個名詞還有一個略為嚇人的由來。

在古代的中國，為了不讓捉拿到的囚犯逃跑，據說會在這個骨頭穿上鎖鍊。現

代，鎖骨被認為是女性美的象徵（例如鎖骨美人），這塊骨頭的命名起源實在是與現今的意象相去甚遠。

四足動物沒有鎖骨

其實，狗身上是沒有鎖骨的。不光是犬類，牛馬之類以四肢行走的哺乳類動物也都沒有鎖骨。相反地，像猿猴或人類等靈長類則擁有鎖骨。因此，人們認為鎖骨是進行雙手作業的必要骨骼。而這也代表鎖骨會妨礙四足步行的移動方式。

那麼同樣是四足動物的貓咪，是不是也沒有鎖骨？其實貓咪是有鎖骨的。雖然在演化的過程中退化得越來越小，但仍然存在。由於骨骼很小，並沒有與肩胛骨形成直接的關節連接，而是陷於一塊名為鎖頭肌的肌肉之中。因為沒有關節連接，貓咪的鎖骨就像是懸空一般。多虧有這麼一小塊鎖骨，貓咪才能擁有犬類無法做到的技能。那就是爬樹。貓咪都會爬樹對吧？鎖骨是用來抓住東西的骨頭。當然，同樣屬於貓科動物的獅子也能以相同的方式抓住東西，這也是為了在狩獵時不讓獵物逃脫。

順帶一提，鳥類的鎖骨左右連結成一塊單一的骨骼。漢字寫作「叉骨」，在日文中與「鎖骨」

犬類的骨骼

像狗這種以四肢行走的哺乳類動物沒有鎖骨

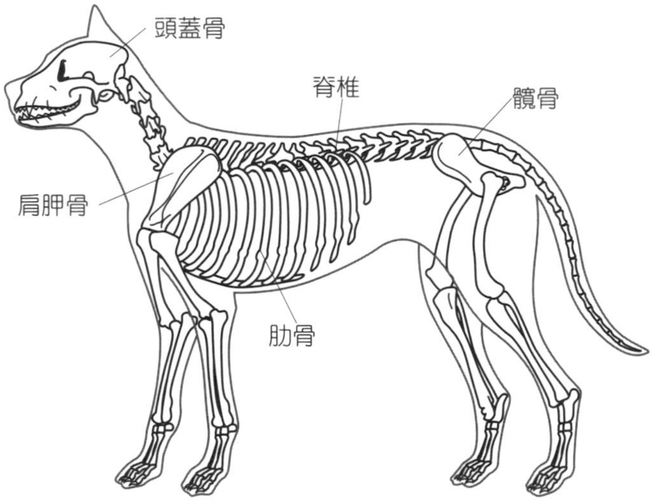

鳥類的骨骼

鳥的鎖骨連結成一塊Ｖ字型骨骼，稱為叉骨

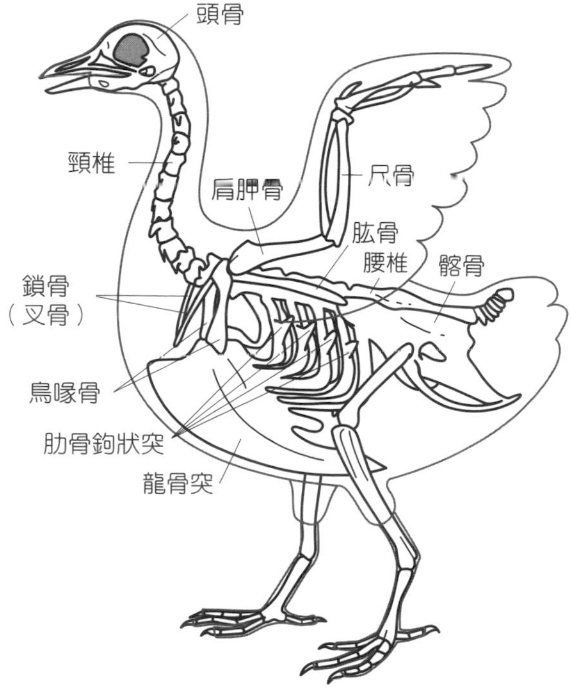

的唸法是一樣的。叉骨的演變，使鳥類的羽翼能在飛翔時大力拍動，也是維持平衡的重要構造。我們可以看見這塊骨骼在演化過程中經歷了各種變化。

骨折就糟了！長大成人後就難以治癒的鎖骨骨折

鎖骨比人體的其他骨頭還要更薄，並呈現略微彎曲的形狀，容易發生骨折。據說在所有骨折中案例，「鎖骨骨折」就占了一〇%。本書將在第五章〈鎖骨是連接手臂和身體的骨頭〉（第77至82頁）詳細說明，鎖骨是連結身體與手臂的唯一一塊骨骼。明明發揮著如此重要的作用，卻因某種原因呈現偏薄又略微彎曲的形狀，使鎖骨容易受傷斷裂。

造成骨折的原因有很多種，鎖骨骨折大多起因於運動或交通事故造成的「跌倒」。跌倒會使肩膀受到直接衝擊而破裂，也有人因跌倒時以手或肘部著地，衝擊透過手臂傳遞到鎖骨形成骨折。

鎖骨骨折是小兒常見的骨折之一，多因摔傷而造成。兒童的鎖骨骨折比成人恢復得更快。相反地，長大後就很難治癒。男性和女性之間存在著細微差別，男性在鎖骨骨折時往往遭遇更多問題。這和肌肉的發達程度有關。事實上，肌肉越是發達，鎖骨就越難癒合。

如下方的插圖所示，骨折處的內側受胸鎖乳突肌的影響往上拉伸，外側則承受手臂重力和胸大肌鎖骨端的下方牽拉，造成斷裂處分開。因外力而位移的骨頭無法保持接合，而這些沒有完善癒合的骨頭，被稱為假關節，就像假的關節一樣容易產生鬆動和不穩定。通常會進行手術以避免這種情況的發生。像是兒童和女性等肌肉量不多的患者，因為不容易骨折，只需裝上輔具安靜休養就能順利康復。

成人鎖骨骨折

由於成人的肌肉比兒童還要發達，使骨折機率較高。
另一方面，小兒鎖骨骨折也較容易康復。

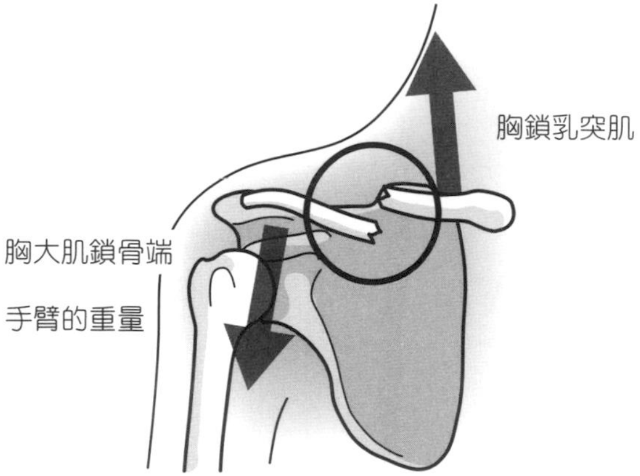

第 4 章

附著在鎖骨上的肌肉

附著在鎖骨上的肌肉，左右側各有五條

人體全身總共約有三百條以上的肌肉（左右兩側共六百條）。其中，附著在鎖骨上的肌肉只有五條（左右兩側共十條）。三百條肌肉裡面，僅僅只有這五條。由於數量不多，並不難記。我們可以藉此機會記住鎖骨的重要性和名稱。

①胸鎖乳突肌
②斜方肌上束纖維
③鎖骨下肌
④胸大肌鎖骨端
⑤三角肌前束纖維

鎖骨的表面包覆著兩條肌肉。分別是胸鎖乳突肌和斜方肌上束纖維。

附著在鎖骨上的肌肉

附著在鎖骨上的肌肉全部只有 5 條

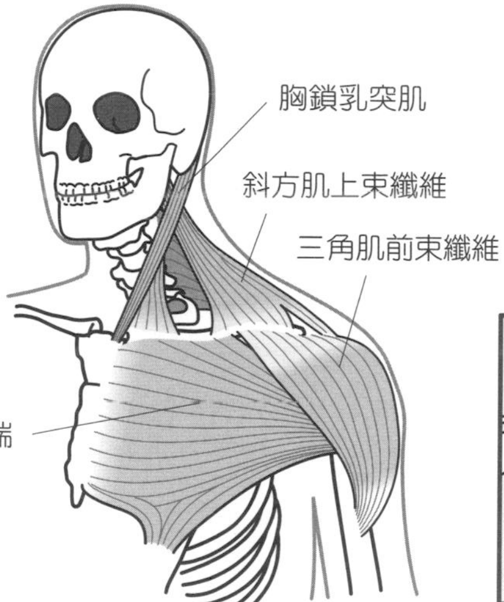

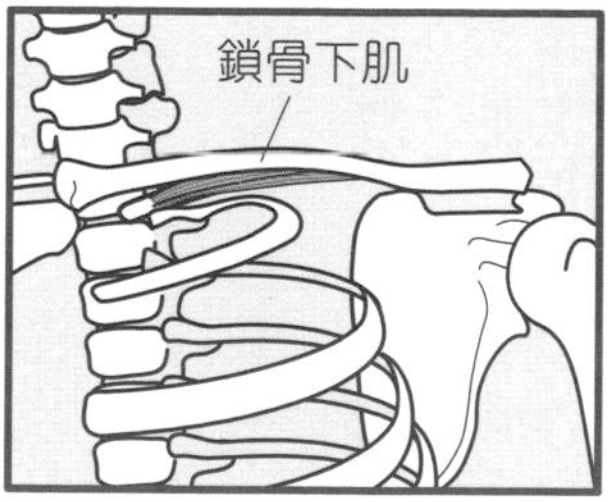

斜方肌依其肌纖維走向分成上、中、下三部分，而附著在鎖骨上的是上束纖維。

當附著在鎖骨上的肌肉一緊張，鎖骨就會被向上抬起（往頭部的方向）。如果肩膀長期處於施力狀態，像是智慧型手機盯太久，或是以脖子前傾的姿勢久坐，都容易使胸鎖乳突肌和斜方肌上束纖維緊繃。

斜方肌上束纖維主要位於頭部和頸側，會在頭部朝側邊傾斜時伸展。若要問肩膀僵硬是由哪一條肌肉僵硬所造成，斜方肌可能是第一個被提到的名詞。

再來是附著於鎖骨下側的三條肌肉，分別是鎖骨下肌、胸大肌鎖骨端和三角肌前束纖維。胸大肌分為鎖骨和胸腔兩部分，附著在鎖骨上的是鎖骨段。三角肌分為三束纖維，前部，中部和後部，附著在鎖骨上的是前束纖維。鎖骨下肌的體積非常小，卻是連接鎖骨和肋骨的重要肌肉。我們一般說的胸膛厚，就是指胸大肌這塊肌肉。三角肌也被稱作是包覆肩關節的肌肉，與肩關節的所有動作都有關聯。

這五塊肌肉參與了鎖骨的運動。一般來說，有肩膀僵硬、頸部疼痛和頭痛困擾的人，斜方肌上束纖維和提肩胛肌大多處於緊繃狀態。經常使用慣用手的人，也容易使慣用手那一側的胸大肌、三角肌、胸小肌變得僵硬。

目前為止，本書介紹了五塊附著在鎖骨上的肌肉。接下來將簡單介紹提肩胛肌和胸小肌，這兩塊肌肉雖沒有附著在鎖骨上，卻也是造成肩膀僵硬的原因之一。

如同字面上的意思，提肩胛肌是「抬高肩胛（骨）的肌肉」。它的作用是連結頸椎和肩胛骨，也被稱為聳肩肌肉。當肩膀和頸部出現肩膀僵硬、肩膀疼痛、落枕和脖子痛等問題時，這塊肌肉會和斜方肌上束纖維一同處於僵硬狀態。當肌肉變得僵硬，血液循環也跟著受到影響，導致肩頸緊繃。一旦肌肉壓迫到神經，就會引起疼痛。只要肩膀用力，或是處於緊張狀態，提肩胛肌就會不自覺地緊張。

另外一塊肌肉是胸小肌。在本書的第29至30頁，以及第35頁都有介紹到，是一塊非常重要的肌肉。胸小肌的上方是胸大肌。胸小肌是深層肌肉，而胸大肌是淺層肌肉。胸小肌連結肩胛骨和肋骨，其主要功能是使肩胛骨移動，也會在我們深呼吸時協助抬起肋骨。

與鎖骨有關的關節

關節是「連接兩個或多個骨骼的地方」，骨骼之間的空隙被關節囊所包覆，是一種封閉性的囊袋狀結構。關節囊含有稱為滑液的關節液，能達到防止骨頭相互摩擦的作用，可說是關節之間的潤滑油。

與鎖骨有關的關節，全身上下只有兩個。

．肩鎖關節

．胸鎖關節

肩鎖關節是連結肩胛骨肩峰和鎖骨外側端的關節。另一方面，胸鎖關節是連結胸骨柄和鎖骨內側端的關節。鎖骨在空間中的繞軸自轉，皆與胸骨和鎖骨的運動有關。鎖骨經常活動的人，通常具有良好的胸鎖關節功能。

肩鎖關節與肩胛骨肩峰和鎖骨相接，由於這兩處的關節面平坦，並非理想的接合狀態，故有韌帶和關節盤等組織加以補強。「肩鎖關節脫臼」是常見的肩鎖關節傷害。例如在足球運動中失去平衡，以手肘伸直的狀態下撞擊地面，造成關節移位。這種傷害大多是因關節受外力撞擊導致脫離原先位置，而不是直接撞擊造成的。在肩鎖關節脫臼的情況下，由於鎖骨會向上突起，使脫臼側的肩膀高度高於另一邊的肩膀。當然，這時候的鎖骨無法照常活動，患者會變得無法舉起手臂，必須前往醫院治療。

胸鎖關節位於鎖骨內側端和胸骨柄之間，由於這兩處的關節面平坦，和肩鎖關節相同，透過前後兩側的胸鎖韌帶來加強固定。這非常重要，因為它是連結手臂和身體的唯一一個關節。幾乎所有運用到手的動作都與這個關節的活動有關。因此，這也是一個特別容易發生關節炎的部位。

回到第57頁和貓有關的話題。和人類不同，貓咪並沒有肩鎖關節和胸鎖關節。由於鎖骨本身極小又懸空，故以身上的鎖頭肌彌補這兩種關節的功能，而不是關節囊。

鎖骨是怎麼運動的？

鎖骨的運動全部共分為六種。

①肩膀向上拉提（鎖骨上提）
②肩膀向下壓（鎖骨下壓）
③肩膀向前推展（鎖骨前突）
④肩膀向後背夾縮（鎖骨後縮）
⑤手臂向後提舉（鎖骨向前旋轉）
⑥手臂向上提舉（鎖骨向後旋轉）

共分為右方這六種運動。透過這些運動的順暢進行，整個肩部才得以輕鬆活動。

請試著想像一下肩胛骨運動時給周邊組織帶來的變化。鎖骨向前稱為「前突」，相反地，鎖骨後退則叫「後縮」。

鎖骨抬起的動作稱為「上提」，下降則叫「下壓」。

鎖骨朝身體前側旋轉（扭轉）稱作「向前旋轉」，朝身體後側旋轉（扭轉）叫「向後旋轉」。

鎖骨的運動可以透過這六個運動來解釋。藉由巧妙地使用這些動作，幫助手臂的運動。

鎖骨運動

鎖骨的運動共有六種

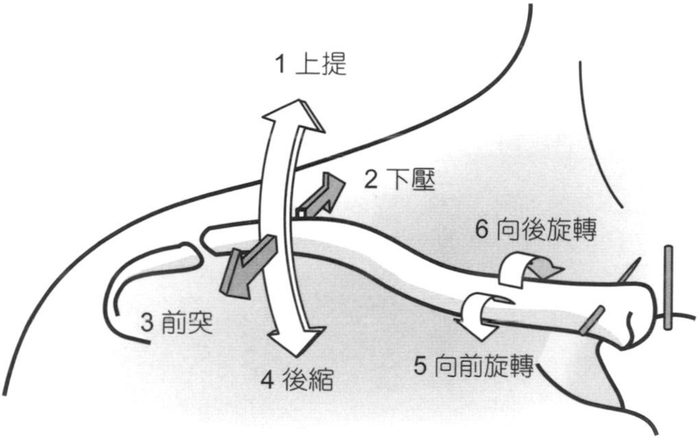

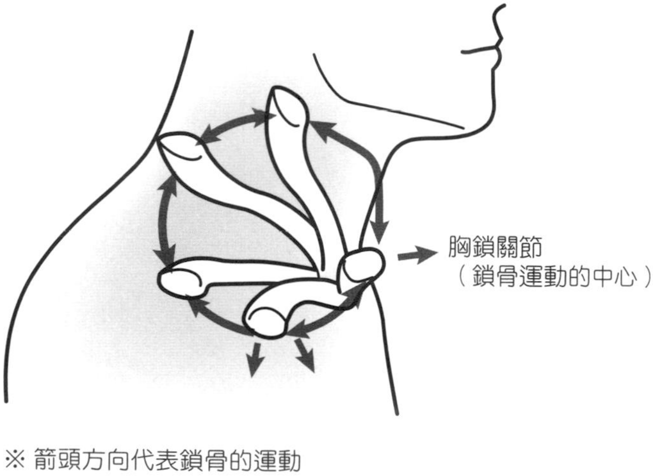

※ 箭頭方向代表鎖骨的運動

干擾鎖骨運動的肌肉

只要鎖骨能自由地活動，我們就能順暢地轉動肩膀。然而，若是鎖骨周圍的五塊肌肉變得僵硬（參照第64至67頁的介紹），就有可能阻礙到肩膀的活動。

以下將為各位說明，鎖骨的六種運動分別會受到哪些肌肉的影響。

1會阻礙肩膀向上拉提（鎖骨上提）的肌肉：

胸大肌鎖骨端、三角肌前束纖維

主要是附著在鎖骨下側的肌肉會限制鎖骨的上提運動。

2會阻礙肩膀向下壓（鎖骨下壓）的肌肉：

斜方肌上束纖維

主要是附著在鎖骨上側的肌肉會限制鎖骨的下壓運動。

3會阻礙肩膀向前推展（鎖骨前突）的肌肉：

斜方肌上束纖維

肩膀後方的肌肉阻礙了鎖骨的前突運動。由於斜方肌上束纖維是附著在鎖骨上後方的肌肉，會限制肩膀向前的運動。

4會阻礙肩膀向後背夾縮（鎖骨後縮）的肌肉：

胸大肌鎖骨端、三角肌前束纖維

肩膀前方的肌肉阻礙了鎖骨的後縮運動。由於胸大肌和三角肌是附著在鎖骨下前方的肌肉，會限制肩膀向後收縮的運動。

5會阻礙手臂向後提舉（鎖骨向前旋轉）的肌肉：

胸鎖乳突肌、斜方肌上束纖維

把手繞到背後抓癢、穿脫內衣、上廁所時擦拭屁股等，只要胸鎖乳突肌或斜方肌僵硬，這些將手伸到背後的動作就不容易做出來。

6會阻礙手臂向上提舉（鎖骨向後旋轉）的肌肉：

胸大肌鎖骨端、三角肌前束纖維

像是擺出萬歲姿勢、綁頭髮、洗頭等將手高舉過肩的動作，只要胸大肌或三角肌僵硬就不容易做出來。

第 5 章

鎖骨的位置在哪裡？

認識鎖骨的位置

為了感受鎖骨的運動，首先必須知道鎖骨的位置。用手觸碰喉嚨並向下滑動，會摸到一塊堅硬的骨頭，那塊骨頭是胸骨。從胸骨向左右兩邊滑動，就能找到鎖骨。接著往肩膀的方向繼續摸，一路摸到肩頭。大約在正中間的位置，鎖骨會稍微往後彎曲。假如鎖骨明顯，我們可以很容易找到它，但鎖骨也有可能被埋在脂肪中。鎖骨被脂肪包圍的人，可能會有血液循環差與淋巴阻塞的問題。

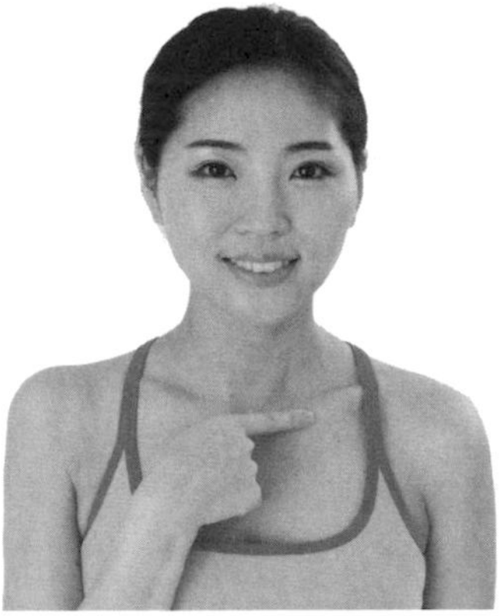

鎖骨是血管（動脈與靜脈）和淋巴管的通道。大量脂肪的附著會使通道受到壓迫，最好盡早消除這些脂肪。

本書介紹的鎖骨按揉運動，可以解決鎖骨周圍的問題。

有一些形容鎖骨的詞語，例如「鎖骨美人」，使鎖骨成為一種美麗的象徵。然而，長時間維持不良姿勢會導致脂肪聚集在鎖骨周圍，使鎖骨越來越不明顯。

一旦姿勢不良，脂肪會變得容易累積在身體不活動的地方。像是鎖骨周圍，頸部後側，腹部，側腹和臀部，都是容易囤積脂肪的部位。脂肪可說是姿勢不良的體現。姿勢改善不僅能有效地處理僵硬和疼痛，也是消除脂肪的好方法。藉此機會留意日常生活中的姿勢吧。

鎖骨是連接手臂和身體的骨骼

鎖骨是連接胸骨和肩胛骨的骨骼。如上所述，連接胸骨和鎖骨的關節稱為胸骨關節，而連接肩胛骨和鎖骨的關節稱為肩鎖關節。

鎖骨的位置

鎖骨是唯一一個連結手臂和身體的骨頭

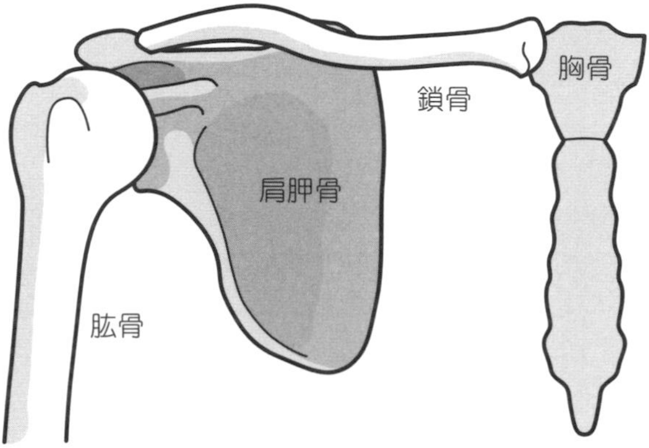

以手臂骨骼為人熟知的肱骨，其實並沒有與身體的胸部直接連結，鎖骨才是唯一一個與身體連結的骨頭。作為身體與手臂的橋樑，只要鎖骨的功能下降，我們就很難隨心所欲地活動肩膀。如同第54至55頁提到的，肩膀被厚重的登山包壓迫的情況，一旦鎖骨動彈不得，抬起雙手的動作就會受限。

其實，肩頸痠痛和重力也有關連。重力是一種將地球上的物質吸引至地面的力量，這股引力特別容易對人體的頭部和肩部形成壓力（因為位於最上面）。而且，為了支撐手臂的重量，肩膀又額外承受了負擔。

連接手臂和身體的鎖骨

鎖骨的胸鎖關節是連接胸部和身體的重要關鍵

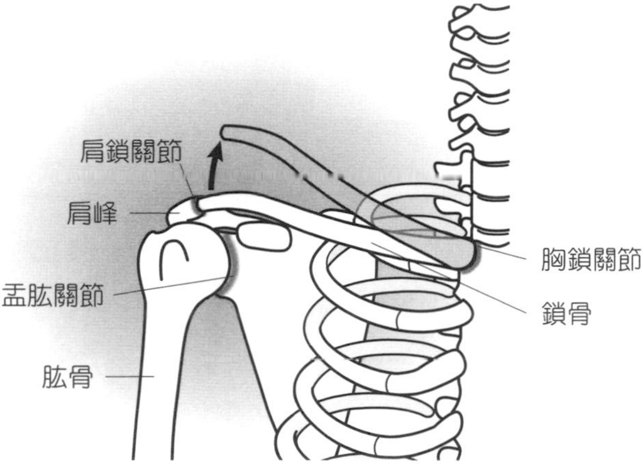

鎖骨是人體對重力非常敏感的部位。不僅是背包和手提包的壓迫，還有來自於重力的下壓。

負責連結手臂和身體的鎖骨，在經常懸掛於樹枝上的樹棲性猿人和人類身上，分別扮演了不同的重要角色，是支撐身體所不可或缺的部分。

人類已經不太會用雙手掛在某物上然後做點什麼。當我們還是個孩子的時候，也許會吊吊單槓或爬爬樹，但是當長大之後就幾乎不再這麼做了，而且就算不這麼做也不會對生活造成困擾。然而，對樹棲性猿人來說，這可是生死攸關的問題。若牠們無法

鎖骨在樹棲性猿人中的作用

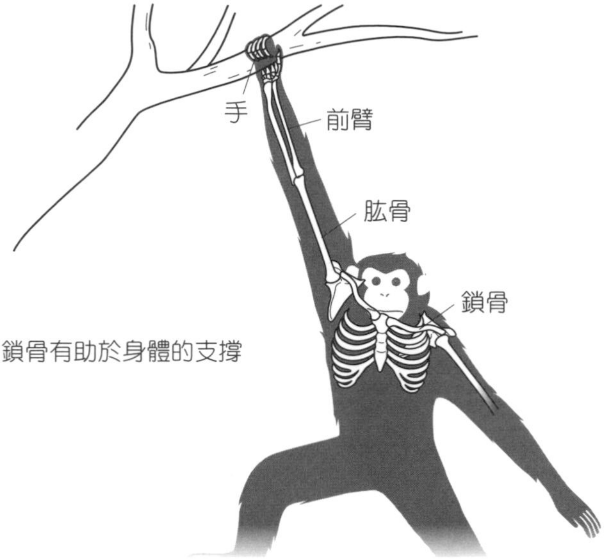

從樹上移動到另一棵樹，連生存所需的糧食都難以確保。

對於樹棲性猿人來說，用手牢牢握住樹枝並支撐身體，與人類的行走運動同等重要。

在樹棲性猿人於樹枝之間攀爬和跳躍的時候，是鎖骨牢固地連接手臂和身體，使其得以不分開。嚴格來說，是胸鎖關節將手臂和身體緊緊地固定在一起。如上圖所示，抓握樹枝得將手、前臂、肱骨和鎖骨緊密地固定住，不然無法支撐身體。

牛隻等四足動物在行走時，

為了支撐身體，會固定住牠們的手、前臂、肱骨和鎖骨。而樹棲性猿人和其他猿猴，則以樹枝作為支點撐起身體。

另一方面，演化為直立行走的人類不再抓握樹枝，不再將手臂作為行走的工具。手臂和手掌不再受限，變得能夠執行各種日常打理。多虧了這一點，人類才能取物、用餐、打字、閱讀，做各式各樣的事情。倘若手臂的作用仍停留在移動工具，想必不會有繁榮的現代發展。

鎖骨在人類的演化史中被保留了下來。正如本書第一章所述，四足哺乳類動物的鎖骨已在演化過程中退化，而鳥類的左右鎖骨則連結成一塊單一的骨骼。人類的左右兩臂各自留下了兩塊鎖骨，就和曾棲息於樹梢的祖先一樣。鎖骨的存在使上肢、前臂和手得以伸展，並擴大了手的伸展範圍。無論如何，鎖骨是我們日常活動中不可或缺的骨骼，可以說為人類生活帶來了莫大助益。

上半身骨骼

鎖骨將身體的胸骨及手臂上的肩胛骨連結在一起

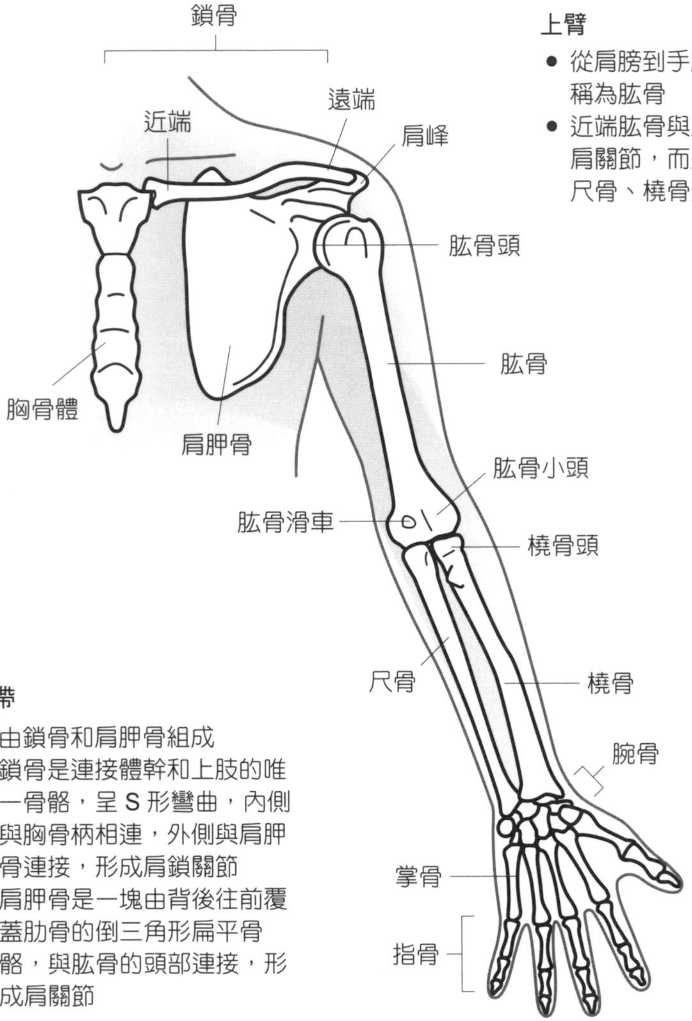

上臂

- 從肩膀到手肘的骨頭被稱為肱骨
- 近端肱骨與肩胛骨形成肩關節，而遠端肱骨與尺骨、橈骨形成肘關節

肩帶

- 由鎖骨和肩胛骨組成
- 鎖骨是連接體幹和上肢的唯一骨骼，呈 S 形彎曲，內側與胸骨柄相連，外側與肩胛骨連接，形成肩鎖關節
- 肩胛骨是一塊由背後往前覆蓋肋骨的倒三角形扁平骨骼，與肱骨的頭部連接，形成肩關節

當肩膀移動時，鎖骨也會跟著移動

既然掌握了鎖骨的位置，接下來讓我們感受一下鎖骨的運動。試著將手放在鎖骨上，抬起手臂，朝外側打開，或是將手臂繞向背後。你可以透過手指感覺到，鎖骨會隨著身體的動作跟著運動。

當人活動手臂時，其實鎖骨也會跟著一起移動。也就是說，兩者是互相連結的。只要在活動時多留意平常沒注意到的鎖骨，就能感覺手臂一下子變得輕多了。再配合鎖骨按揉運動，將鎖骨周圍放鬆後，就能使肩膀和手臂活動地更加順暢。

平時經常做肩頸鍛鍊或伸展運動的人，請務必在鍛鍊時多加注意鎖骨，你應該能感受到肩膀的輕盈。

第 6 章

為什麼鎖骨按揉對身體有幫助？

鎖骨周圍是各種管路的通道

接下來將為各位說明，鎖骨按揉對身體帶來的諸多好處和理由。

延續第一章第35至38頁的內容，由鎖骨、胸骨、第一肋骨和第一胸椎構成的環狀部位稱為「胸廓出口」，當胸廓出口的神經血管束受到壓迫引發症狀，即為「胸廓出口症候群」。

各式各樣的管路會通過這個環狀部位。包含導致手麻的神經，與手臂無力和末梢循環不良有關的血管（動脈和靜脈），以及形成水腫問題的淋

骨與神經和血管的關係

鎖骨的附近有神經、血管（動脈與靜脈）以及淋巴管等通道

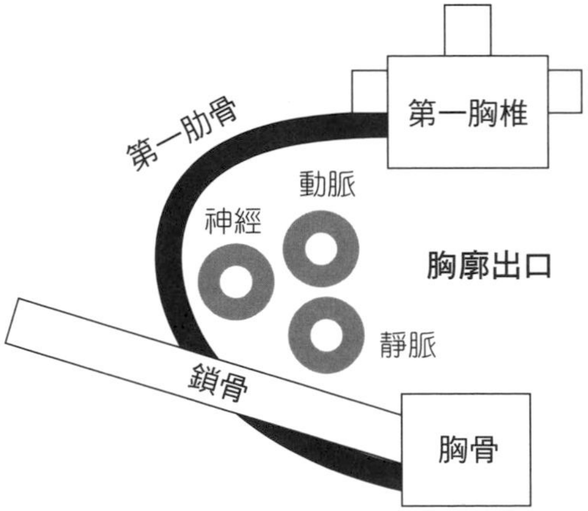

巴管。

神經是傳遞刺激的組織，其目的是整合身體機能。它分為由腦和脊髓神經組成的中樞神經系統，以及從脊髓分布至全身，呈現網狀的末梢神經系統。

動脈是將血液從心臟輸送到全身的血管，富含運輸氧氣和營養物質的血液。

與攜帶氧氣和營養物質的動脈不同，靜脈接收血液中的二氧化碳和老廢物質，再讓血液回流心臟。

這些神經和血管從手臂流向

神經的傳導路徑和血液的流向是？

神經、血管，以及淋巴管等管路系統，經過鎖骨下方流向手臂。
途中一定會通過鎖骨

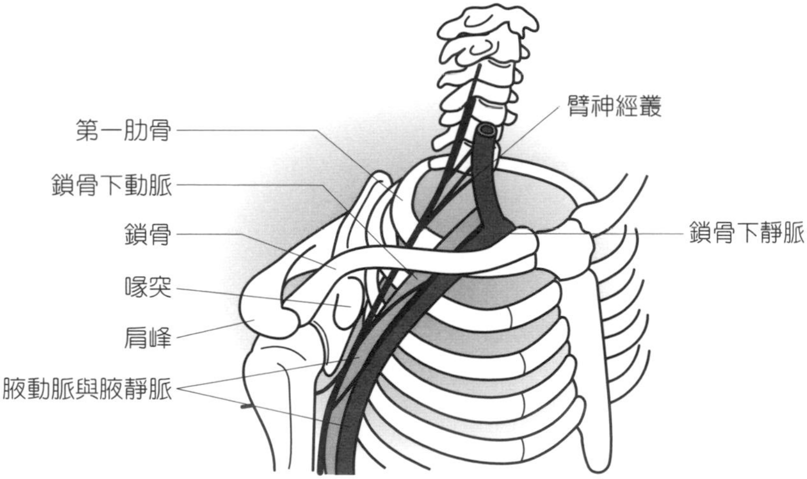

指尖。假若鎖骨與肌肉壓迫到這些管路，則會影響與手臂和肩部運動有密切關聯的神經和動脈，導致肩膀、手臂及手部的麻木和疼痛。也會感受到手部動作的受限。這就是胸廓出口症候群。您身上的手臂和手部症狀，也許起因於胸廓出口的問題。

鎖骨與女性的美麗有關

在人體的骨骼中，鎖骨經常被用來象徵女性的美麗。不光是女性美，鎖骨與健康也有密切關聯。當鎖骨周圍附著大量脂肪時，會使鎖骨線條變得不明顯。然而這不只是外觀的問題，脂肪的累積會使淋巴循環惡化，增加老廢物質的累積。

血液（尤其是動脈）負責將氧氣和營養物質運送至全身，而淋巴液是從微血管滲出以收集和運輸體內老廢物質的組織液。它還具有免疫機能，可防止細菌和外來物質進入體內。

鎖骨附近有「頸部淋巴結」、「鎖骨上淋巴結」、「胸骨下淋巴結」、「胸骨旁淋巴結」、「腋下淋巴結」以及「胸肌淋巴結」。

鎖骨周圍的淋巴

鎖骨周圍是許多淋巴結的聚集之處，途中一定會通過鎖骨

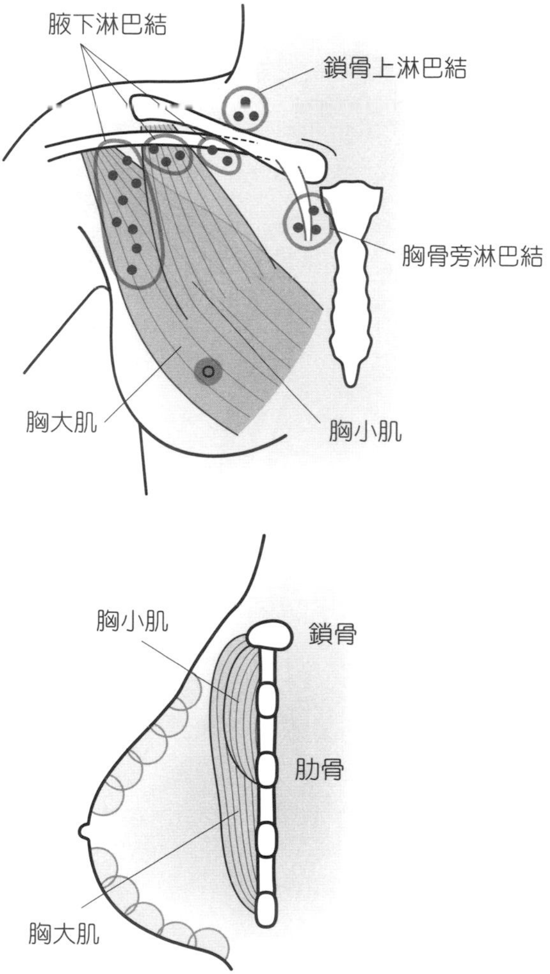

人體代表性的淋巴結

人體全身上下有許多淋巴結。淋巴液進入血液，由心臟血管循環全身，
通過鎖骨下靜脈後再回流於心臟

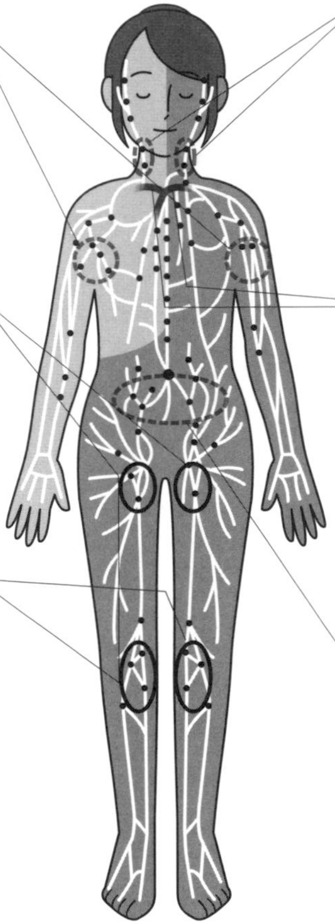

腋下淋巴結

位於左右腋下的淋巴結。匯集從手臂、胸部和背部的淋巴液，腋下淋巴結堵塞會使兩側手臂水腫。

鼠蹊淋巴結

位於大腿根部，是下半身淋巴組織的聚集處。鼠蹊淋巴結堵塞會使雙腿和臀部腫脹，也是四肢冰冷的原因之一。

膝後窩淋巴結

位於膝蓋後方，聚集來自膝蓋下方的淋巴液。膝後窩淋巴結堵塞會使小腿和腳踝腫脹，倘若症狀嚴重，還會使腳踝曲線變得不明顯。

頸部淋巴結

頭部和頸部淋巴組織的最終匯集處。
肩頸和背部的僵硬會阻礙淋巴流動，導致臉部腫脹和雙下巴的形成。

靜脈角

鎖骨下靜脈和頸內靜脈在胸鎖關節後方匯合，其形成的夾角便稱為靜脈角。是注入體內大部分淋巴液的重要場所。

腹部淋巴結

聚集來自內臟的淋巴液。經常四肢冰冷和便秘的人通常有著堵塞的腹部淋巴結，導致腹部和腰部腫脹，也是月經不順的原因之一。

淋巴管內流有淋巴液，而淋巴結是淋巴管的交會處。人體總共約有八百個淋巴結。在這些淋巴結中，位於鎖骨的鎖骨上淋巴結與鎖骨下靜脈匯流，將全身收集而來的老廢物質輸送至靜脈。

右手的老廢物質經由右淋巴管注入右鎖骨下靜脈，而左手和雙腳的老廢物質則被運送至左鎖骨下靜脈。

鎖骨附近是淋巴液流向的最終出口。被脂肪包覆的鎖骨，是淋巴堵塞和體內堆積老廢物質的警訊。我們可以藉由鎖骨按揉運動來活絡淋巴循環，找回美麗的鎖骨線條。

肩頸痠痛、脖子痛、頭痛與鎖骨的關係

六成的日本人都覺得自己有肩頸痠痛的問題，說是國民病也不誇張。主訴肩頸痠痛的患者，大多也有脖子疼和頭痛的問題。與這些疼痛密切相關的骨骼，就是位於頸部左右兩側，本書一直在探討的「鎖骨」。

作為一名物理治療師，我已為肩關節活動障礙的患者提供了十年以上的治療。頭痛患者都有一個特徵，那就是鎖骨缺少活動。這也是容易被專家忽略的地方。大多數的案例都是鎖骨妨礙肩部活動，並形成負擔。

當鎖骨無法活動或位移時，肩部運動將會受限。如同前幾個章節的敘述，手臂和手部的症狀通常是由姿勢不良和分娩等生理變化引起的胸廓出口症候群導致。其症狀不僅延伸至鎖骨下側，還會蔓延到上方的「頸部」和「頭部」。

假如您的腹肌較弱且鎖骨略微後縮，就會容易使頭部位置向前突出。這可能會

緊張型頭痛的痛點

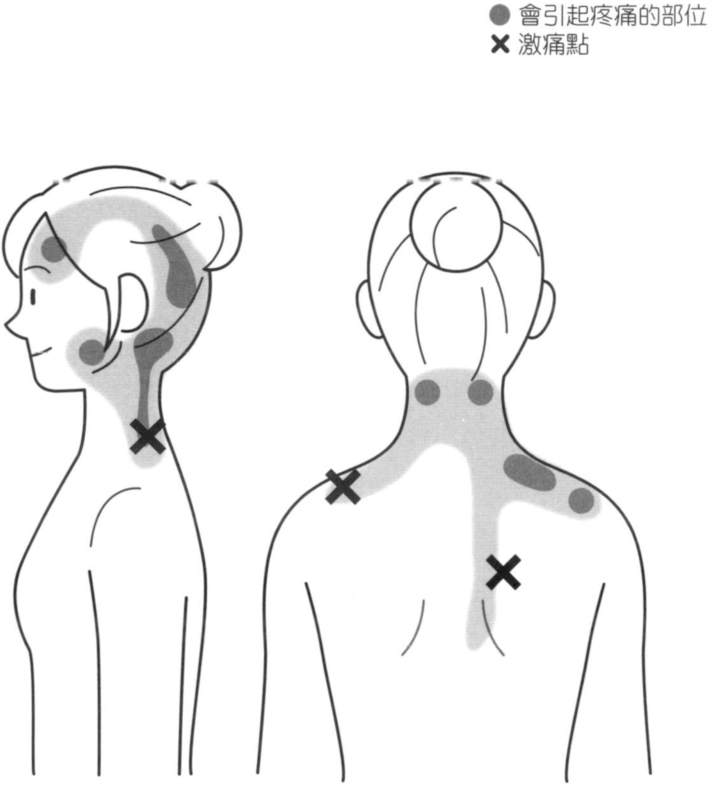

※激痛點：英文稱為「Trigger point」，一般是指肌肉硬化形成的小結節。肌筋膜上會產生類似結節的激痛點，不光是按壓時感到疼痛，還會觸發鄰近的疼痛點，出現擴散至周圍的轉移痛，有如疼痛的根源。

導致頸部僵直。

如同第28頁所述，每當頭部向前傾斜的角度增加，頸部所承受的負擔大約是平時的二到五倍。頸部疼痛的主因與鎖骨的位置有關。

此外，當肩頸痠痛和頸部疼痛症狀加劇時，也有可能形成頭痛。頭痛的類型有很多種，這次為各位介紹的是因肌肉緊張導致的「緊張型頭痛」。這類型頭痛大多由肩頸痠痛演變而成，也被稱為「頸因性頭痛」。

緊張型頭痛是由長期彎腰駝背、壓力、電腦和智慧型手機螢幕盯太久，以及肌肉的過度使用引發而成，不光是肩頸肌肉，也常伴隨頭部肌肉的緊繃不適。

其特稱是整個頭部彷彿被某種東西緊緊箍住一般（大多是持續性的鈍痛）。根據個人情況、季節和時間帶的不同，短則三十分鐘左右，長的話可能會持續約一個星期。

第7章

鎖骨按揉運動作法&問與答

捏揉鎖骨周圍的皮膚

本章將為各位介紹鎖骨按揉運動的作法。鎖骨按揉運動的要點是「捏揉」鎖骨周圍的皮膚，藉此消除肩頸痠痛和緩解脖子和頭部的疼痛。

鎖骨上方共包覆有五塊肌肉，針對肌肉上方的皮膚與皮下組織層進行按摩揉壓。

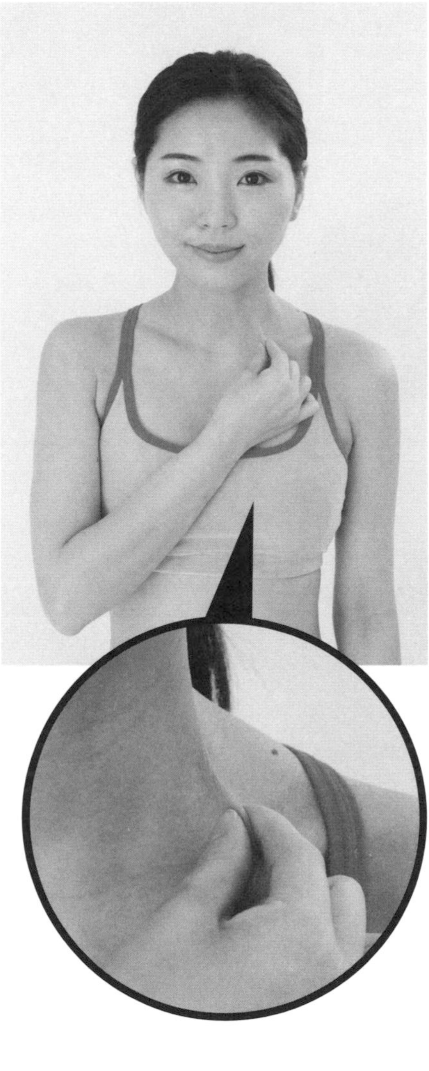

鎖骨按揉運動的位置

全部共有四個區域可以進行按揉。只有鎖骨下肌必須用手指按壓揉開，否則難有成效。

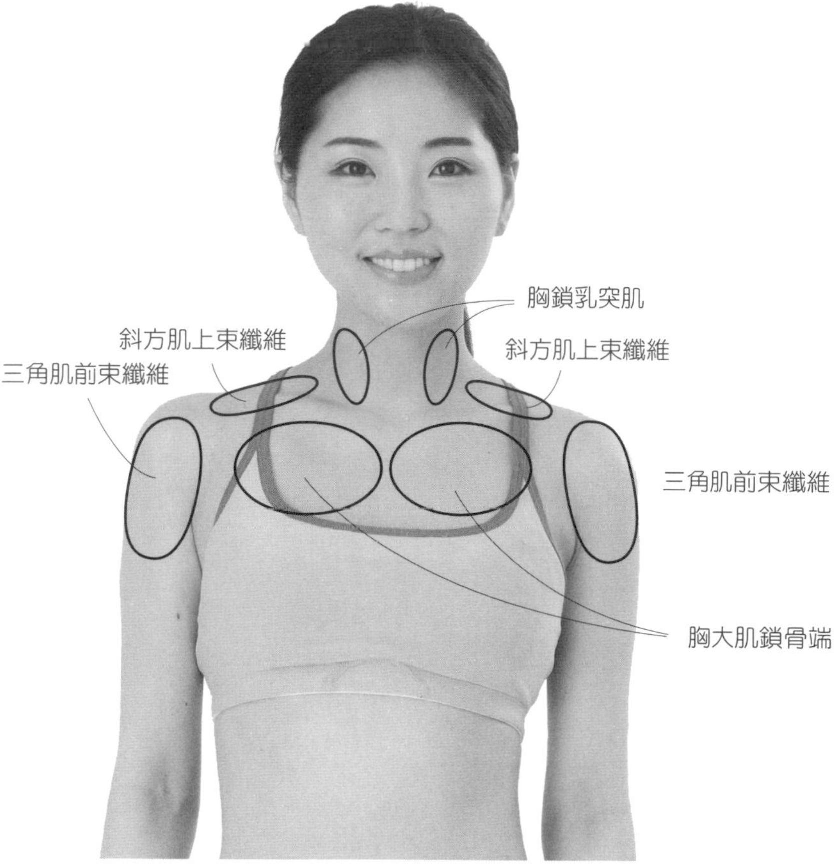

※ 鎖骨下肌位於胸大肌鎖骨端內側

我們往往在日常生活中給鎖骨周圍的皮膚帶來了許多「壓力」。想像一下自己背著書包或後背包時的模樣，背帶是不是都正好勒在鎖骨的位置？

鎖骨是我們從小到大就經常承受壓力的部位。

鎖骨按揉的作法是將鎖骨上方的皮膚輕捏並按鬆，藉此釋放鎖骨的壓力。不光是表皮，必須連同皮下脂肪和肌肉一起捏起才有效果。

鎖骨按揉的要點

捏起肌肉上方的皮膚和脂肪。
只捏住表面皮膚 NG

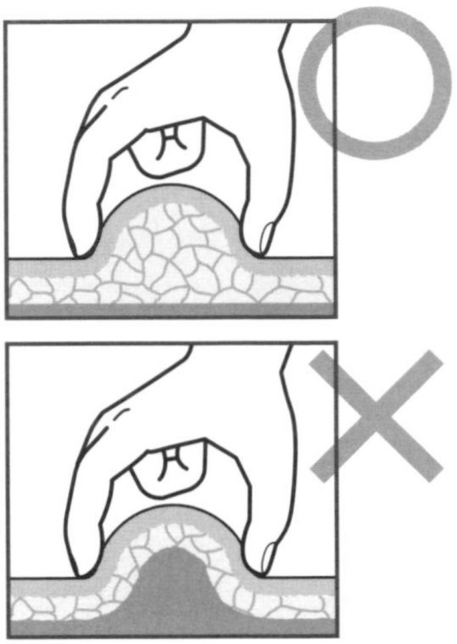

每人狀況不同，有些人可能會很難捏起，而這也就是體內囤積老廢物質的證據。也有人一捏就痛，這和那些捏不起來的人一樣，是老廢物質積累導致的僵硬和疼痛。

如果疼痛過於強烈導致無法繼續，在捏皮膚之前請先試著讓緊繃的皮膚「鬆解」。感到輕微疼痛或痠爽的人，請繼續進行鎖骨按揉。在執行的過程中，鎖骨周圍的肌肉纖維、皮膚和皮下脂肪，會漸漸比較不痛。鎖骨缺乏活動的人，大多處於肌肉僵硬且皮膚緊繃的狀態。

鎖骨按揉共分為五個區域。

- 鬆解斜方肌上束纖維的鎖骨上外側按揉
- 鬆解胸鎖乳突肌的鎖骨上內側按揉
- 鬆解三角肌前束纖維的鎖骨下外側按揉
- 鬆解胸大肌鎖骨端的鎖骨下內側按揉
- 鬆解鎖骨下肌的鎖骨下中央按揉

最後一種放鬆鎖骨下肌的方法與其他按揉方式略有不同。我將一一解釋如何操作。

皮膚的組織結構

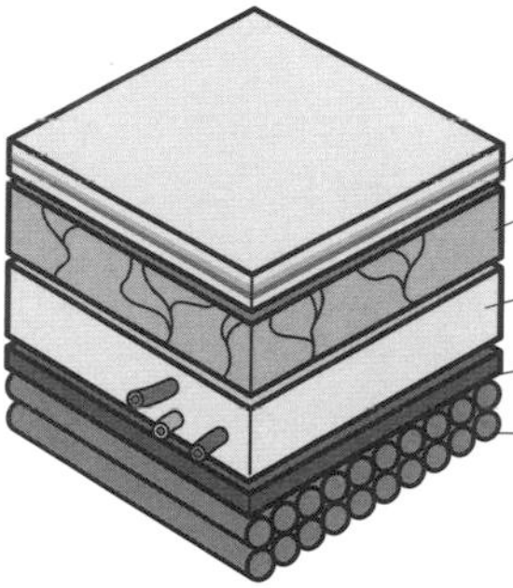

人體具有千層派一般的分層結構。鎖骨按揉是將肌肉以外的表皮、皮下脂肪、筋膜掐起揉捏，有如將其與肌肉分離一般進行鬆解

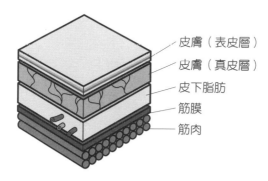

鎖骨上外側按揉方式

鬆解斜方肌上束纖維

首先要放鬆的是斜方肌上束纖維的表面皮膚。斜方肌上束纖維附著於鎖骨靠肩膀的那一側，鬆解位置在鎖骨上外側。試著將皮膚捏起，注意不要掐到肌肉。

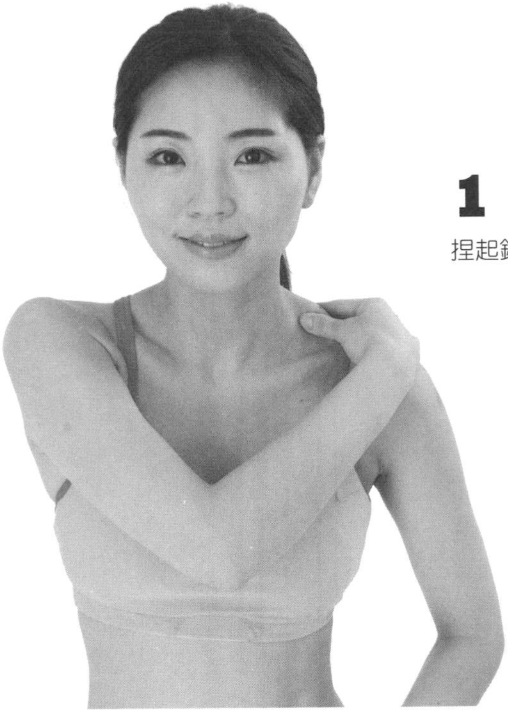

1

捏起鎖骨上外側的皮膚

如果感到疼痛，代表你的皮膚和肌肉黏結得相當緊密。試著多花點時間將其鬆開，直到慢慢捏起也不會感到疼痛。鎖骨與斜方肌上束纖維的黏著區域大約有四到五根手指。在一個地方捏揉和鬆解五秒鐘。等它變得柔軟，稍微將手往側面移動，把其他緊繃區域逐一鬆開。當整體都鬆解得差不多後，捏起皮膚，將頭部倒下另一側。這個動作可以伸展斜方肌上束纖維。在拉伸時捏住皮膚可以改善鎖骨的活動。

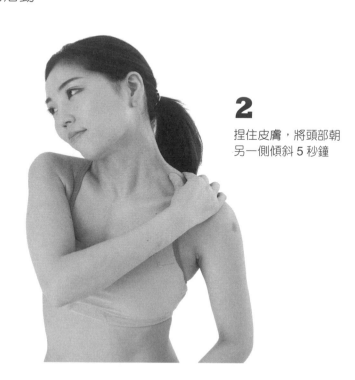

2

捏住皮膚，將頭部朝另一側傾斜 5 秒鐘

鎖骨上內側按揉方式

鬆解胸鎖乳突肌

與鎖骨上外側按揉的步驟相同，鬆解胸鎖乳突肌上方的皮膚。

捏起皮膚按揉鬆解→移動位置，放鬆整個區域→捏住皮膚的同時拉伸肌肉

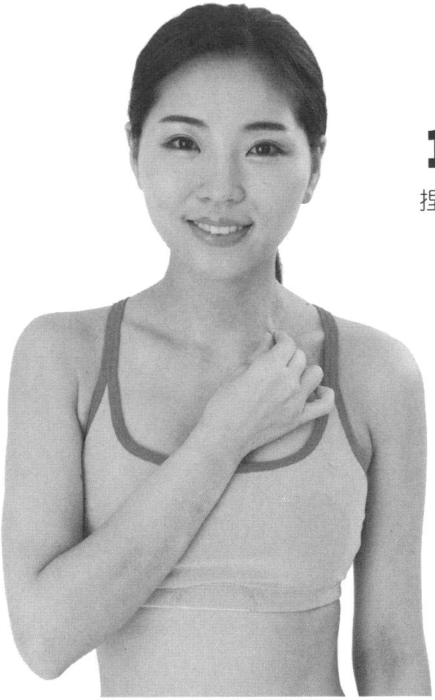

1

捏起鎖骨靠頸側的皮膚

胸鎖乳突肌位於鎖骨靠頸側的上方。鬆解位置在鎖骨的上內側。

胸鎖乳突肌的拉伸方式是抬起下巴，雙眼直視天花板，讓頸部緩慢向後仰。

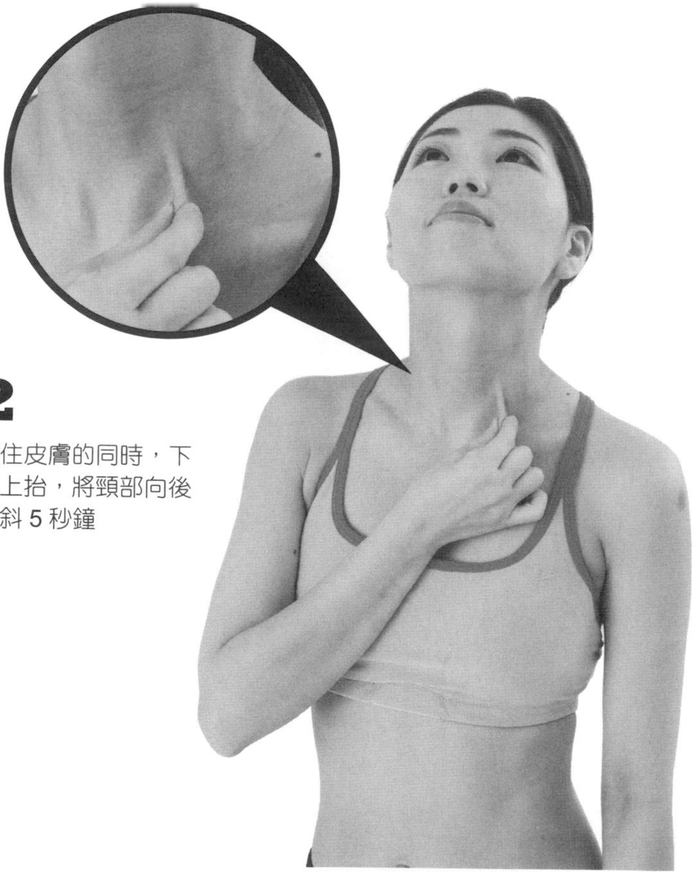

2

捏住皮膚的同時，下巴上抬，將頸部向後傾斜 5 秒鐘

鎖骨下外側按揉方式

鬆解三角肌前束纖維

鎖骨下外側的按揉方式是，捏起三角肌前束纖維上的皮膚並鬆解。

三角肌前束纖維附著於鎖骨靠肩側的下方，位於鎖骨下外側。

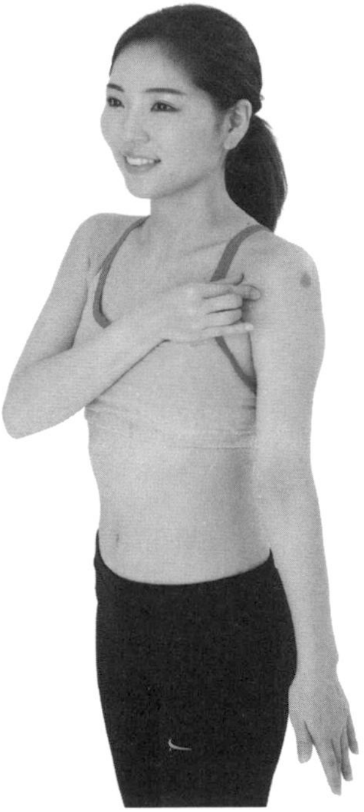

1

捏起鎖骨下側靠近肩膀處的皮膚

三角肌前束纖維的拉伸方法是捏住肌肉上的皮膚，再將手臂朝身後轉動。

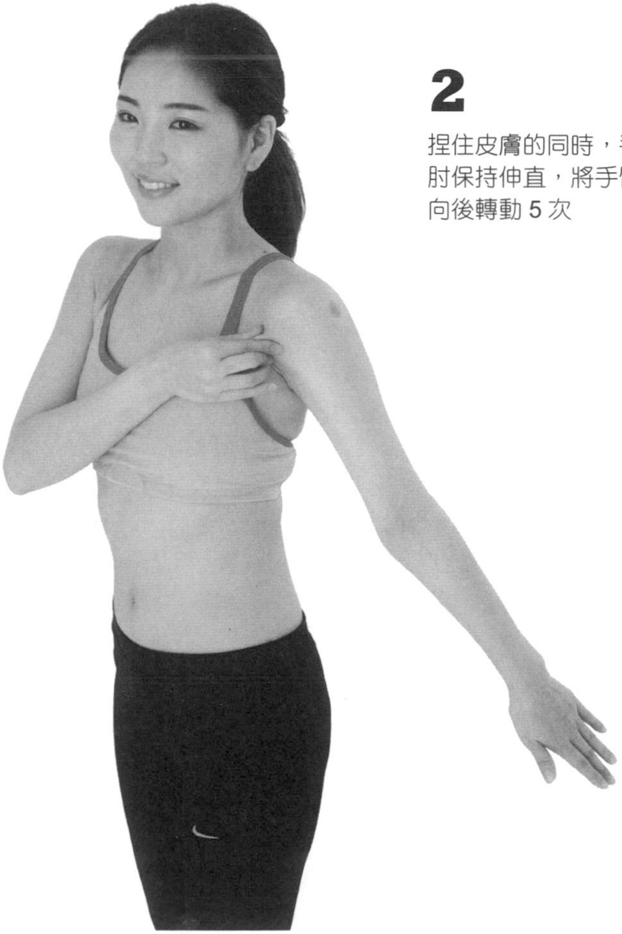

2

捏住皮膚的同時，手肘保持伸直，將手臂向後轉動 5 次

鎖骨下內側按揉方式

鬆解胸大肌鎖骨端

鎖骨下內側的按揉方式是，捏起胸大肌鎖骨端上方的皮膚並鬆解。胸大肌鎖骨端是附著在鎖骨靠頸側下方的肌肉，位於鎖骨下內側。

捏起肌肉上方的皮膚，向外扭轉肩部，讓緊繃的鎖骨放鬆。

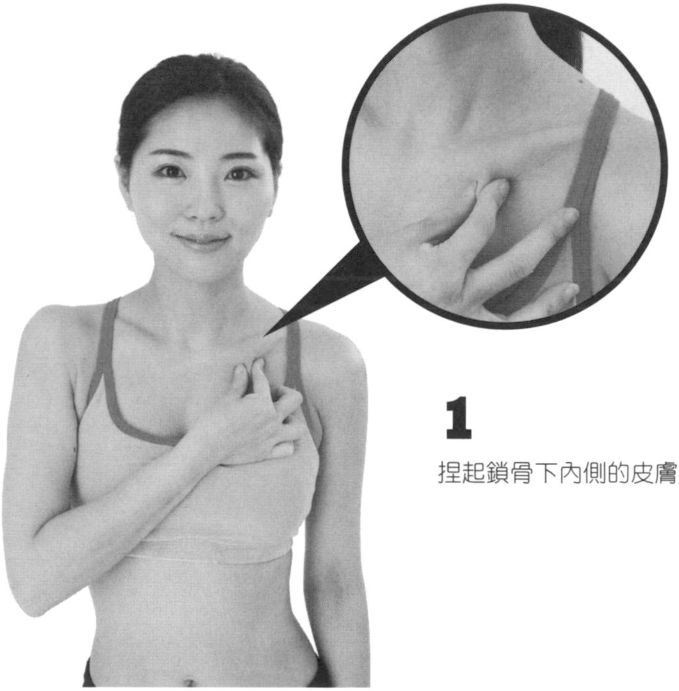

1

捏起鎖骨下內側的皮膚

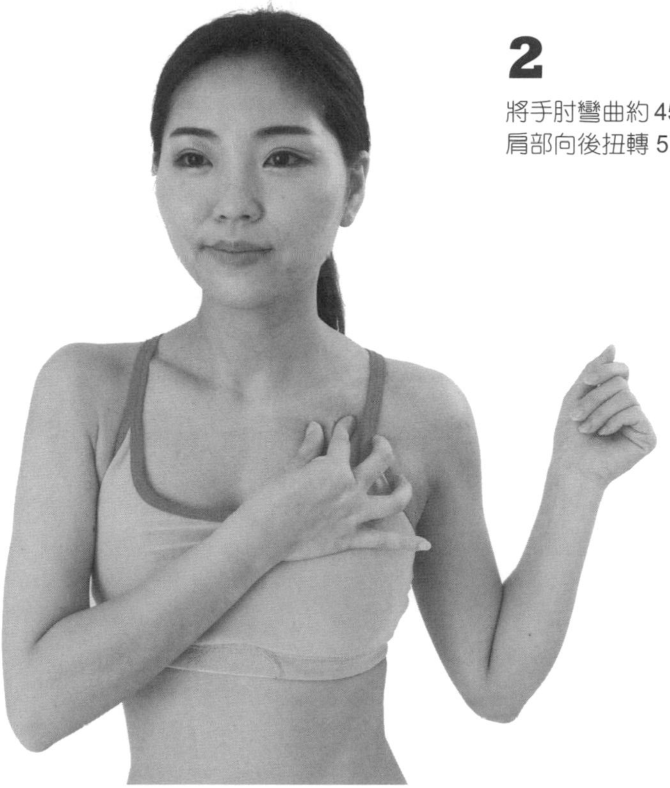

2

將手肘彎曲約45度，
肩部向後扭轉5秒鐘

鎖骨按揉的要點

剛開始的時候，就算不清楚肌肉的正確位置也沒有關係。將鎖骨上下兩側感覺緊繃和疼痛的部位輕輕捏揉，慢慢鬆解開來即可。

鎖骨下中央按揉方式

鬆解鎖骨下肌

只需鬆解四個區域，就能放鬆鎖骨、肩頸和頭部，讓肩頸活動更加順暢。請務必在按揉之後確認身體活動時的感受，一定有所差別。

除此之外，若是能將鎖骨下肌（附著在鎖骨上的另一塊肌肉）也一併按鬆，那就更好了。

然而，由於鎖骨下肌位於胸大肌鎖骨端的深處，光靠捏起皮膚按揉很難將其鬆開。因此，我們將以稍微不同的方式放鬆肌肉。

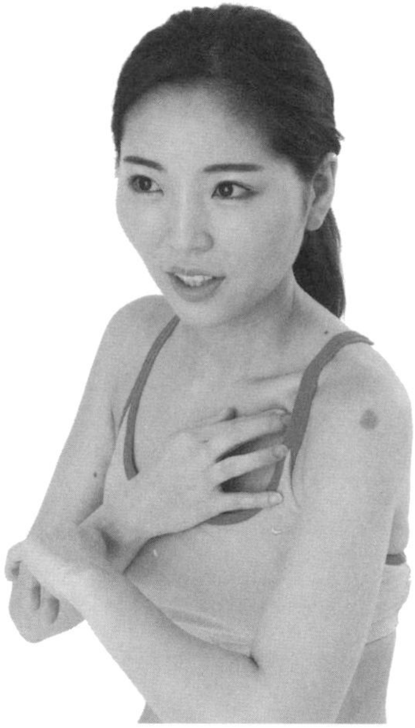

1

將食指或中指抵在鎖骨中間正下方，深深往內按壓。

將食指或中指按壓鎖骨的中間正下方，朝裡側逐漸施力。光這麼做就能使鎖骨下肌放鬆，但為了使其更柔軟，在手指抵著鎖骨中間正下方的同時，加上其他步驟鬆解鎖骨下肌。將肩膀往前，手臂伸向地板。這是一個有點困難的動作，請務必參考照片來進行。一開始可能會感到疼痛和僵硬，但大約做完五次後就能感到舒暢。

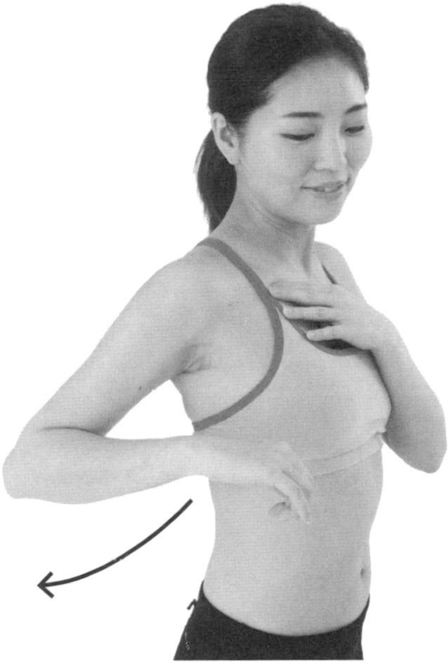

2
肩膀向前，將手伸向地板。也是持續5秒鐘

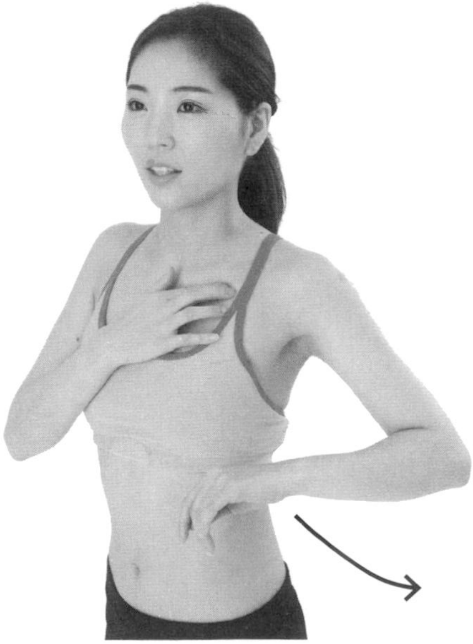

3 換另外一隻手進行同樣的動作

鎖骨按揉運動問與答

Q1 按揉的力道該怎麼控制才好呢？

A 只捏皮膚會使效果減半。人體的皮膚下面分別有脂肪，肌肉和骨骼。捏起緊鄰肌肉的皮下脂肪，有如將它拉離肌肉一般將該部位按揉鬆解。一開始可能會感覺到疼痛，然而疼痛也代表該部位的肌肉處於緊繃狀態。肩頸痠痛、脖子痛和頭痛皆可能因該部位的肌肉僵硬而起。

Q2 痛到根本沒辦法繼續，該怎麼辦？

A 在肌肉、脂肪和皮膚沾黏在一起時，確實有可能會在按揉的過程中感到疼痛。若是痛得無法忍受，先試著輕輕按壓就好。多重複幾次（天），等皮下組織放鬆後，就能承受進一步的按揉。緩解慢性僵硬不要急於求成，照著身體的步調即可。

Q3 有一天當中最佳的按揉時段嗎？

A 建議在起床後進行。雖然這個時段大多數人都忙著準備出門，卻也是效果最明顯的時機。早晨的按揉運動，可以讓您度過輕盈舒適的一天。另外，趁剛洗完澡肌肉處於放鬆狀態時也是不錯的，可以幫助入睡。高品質的睡眠是隔一天的活力來源，重整身體平衡，不要把今天的疲勞留到明天。

Q4 該按揉多久才好呢？

A 並不是越久越好。長時間持續鎖骨按揉，有可能會造成疼痛和內出血。在感覺痠爽的範圍內持續五秒，可以的話延長至三十秒是比較有效果的。每個人肌肉僵硬的部位不同，可以一邊按揉一邊確認位置。鎖骨上方總共有五塊肌肉，所以也分為五個按揉區域。在一個區域停留約六十秒，全程不超過五分鐘為佳。

Q5 大約要按揉幾天才能感受到效果？

A 症狀不嚴重的人，在按揉的當下就能感受到效果。目前為止，根據實際體驗過的人的說法，平均四天左右就能見效。「持續就是力量」，重要的是讓鎖骨按揉運動變成一種習慣，順著身體的步調循序漸進，不要操之過急。

Q6 我想推薦給朋友嘗試，有什麼需要注意的嗎？

A 如果目前正因鎖骨周圍的肩部症狀接受醫療院所的治療，請遵從醫生的指示再行操作。若有接受物理治療師的復健運動，也請以那邊為優先。另外，如有皮膚相關問題（如傷口、濕疹和皮疹等），進行鎖骨按揉時請多加留意，避免給肌膚造成額外的負擔。或是先試著有意識地活動鎖骨，待皮膚症狀痊癒後再行按揉。

Q7 我的左肩總是很僵硬，請問是什麼原因？

A 每個人的身體狀況不同，雖無法說出具體的原因，主訴左肩不適的患者大多符合本書第一章當中，對「生活壓力型」以及「內臟負擔型」的描述。儘管這個看法較為主觀，就肩頸痠痛的發作部位來說，女性多為左肩，而男性則是右肩。胃臟位於人體左側，肝臟在右側。女性容易因壓力造成胃部的負擔，男性則容易因暴飲暴食和酒精等導致肝臟損傷。若您符合這些描述，可能得對自己的生活習慣、家庭和工作環境重新評估。

Q8 感覺就算做鎖骨按揉好像也沒什麼效果……

A 可能的原因有兩種。不是按揉的方式錯誤，就是病灶出在別的位置。光是捏起皮膚很難有所成效。這或許有點難，請嘗試在不掐到肌肉的前提下盡可能將皮下組織捏起，此乃鎖骨按揉之關鍵。感受不到效果的人，請再試著加深捏揉的深度。此外，肩頸痠痛、脖子痛、頭痛的成因有很多種，每個人的情況不盡相同。若是持續進行也完全感受不到效果，甚至惡化，請停止按揉並向您的家庭醫師諮詢。

第 8 章

長年的肩頸痠痛得到改善，一覺到天明！

擺脫頭頸肩困擾的經驗談

經驗談①

因車禍導致膝蓋、肋骨和鎖骨骨折。在手術後的復健配合鎖骨按揉，順利回歸日本舞踊

東京都　目崎奈津子小姐（五十歲／上班族兼日本舞踊中村流名取授證）

事情發生在北京奧運的那一年，我想忘都忘不了。六月十五日的晚上九點左右，我正在自家附近的十字路口過馬路。就在那個時候，一輛車子直接左轉輾過我，這起意外肇因於駕駛的人為疏失。除了首當其衝的左鎖骨粉碎性骨折，還斷了六根肋骨，被醫師診斷為脛骨平台骨折。

我隸屬於中村流，二十年來皆以中村光奈名義以日本舞踊維生。即使是發生這樣的意外，我也不曾以為自己無法再跳日本舞踊。

在那之後，雖然身體的情況隨著復健逐漸好轉，然而因為鎖骨的延遲癒合，我不得不接受自體骨髓移植。中間接受了多次手術，整整花了二年半的時間才完全康復。

康復後，儘管日常生活的大小事尚可自理，卻很難讓舞踊的動作回到先前的水準。我一直在追求更加流暢優美的抬手動作，卻始終達不了自己心中的目標。好幾年過去，直到最近鎖骨周圍都仍會感受到刺痛。

當時的我因復健而住院，而醫院的吉田醫師建議我可以試著捏揉鎖骨周圍的皮膚。除了繼續舞踊的排練，我試著將鎖骨按揉融入我的日常生活中。結果，皮膚表面的刺痛得到了改善，手臂的擺動也變得順暢多了。面對鎖骨的病痛，今後我也會繼續努力，讓自己能舞出更自然，更美麗的舞步。

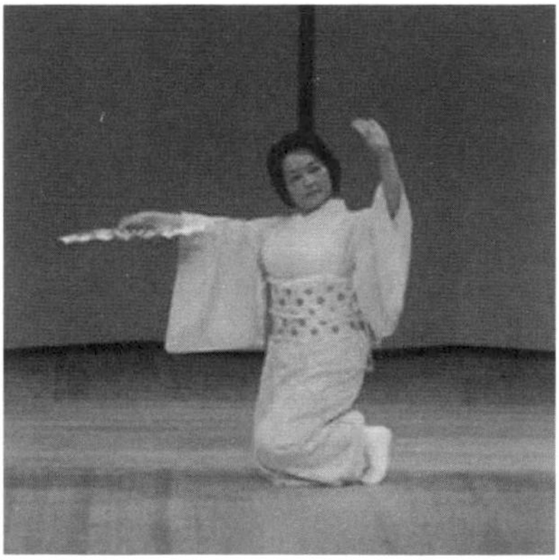

經驗談②

輕鬆方便的鎖骨按揉，容易持續又有效。建議大家作為體能訓練後的自我保養

東京都　佐藤麻未小姐（四十歲／體態保養課程講師）

我曾在知名健身俱樂部擔任課程教練，目前則以個人名義提供私人健身訓練的服務。除此之外，也教授有氧運動、彼拉提斯和舞蹈等團體課程。

我將吉田醫師教給我的鎖骨按揉運動推薦給來工作室上課的學員。雖然只是將吉田醫師所說的話如實轉述，不少學員在嘗試後都能感受到效果。

其操作方便的特點讓學員們容易持續下去，作為平時完成體能訓練後的自我保養也十分推薦。

不受空間限制，只要一想到就隨時能做，或許是鎖骨按揉運動備受好評的原因。當然，不光只是簡單而已，更重要的是確實有效。

來我的健身工作室上課的學員，相對來說比較注重自己的身體狀況，即便只是

些微的改變，也希望身體能變得更好。有一點令我印象特別深刻，當學員捏起皮膚按揉時，他們發現不少地方都會僵硬和疼痛，為了改善症狀，每個人開始興致勃勃地在身體各個部位進行嘗試。不限於經常使用電子產品或是有肩頸困擾的人，我希望每個人都能試試看。

一直以來，我都會在課堂上要求學員留意肩膀和頸部的動作，卻從未將目光置於鎖骨，也沒想過鎖骨竟然對人體肩部的活動如此重要。今後，我想將鎖骨按揉作為自我保養的一環，繼續在生活中實踐下去。

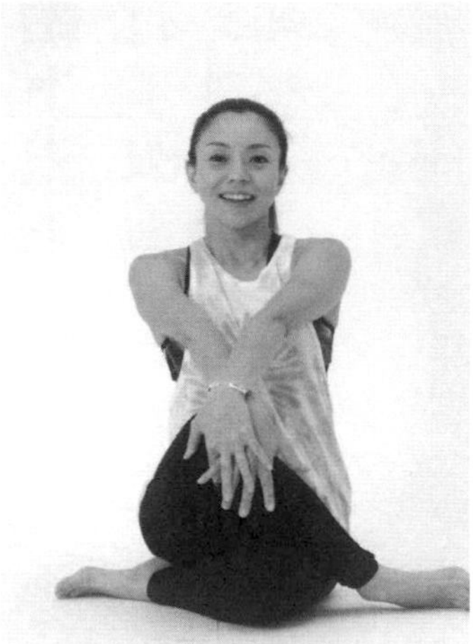

經驗談③

不擅長運動的我也能順利持續下去，多年來的肩頸痠痛問題終於有了改善

琦玉縣　松崗泰示先生（五十四歲／美髮師）

我從年輕的時候就有腰痛的問題，成為美髮師之後持續了多年的久站工作，一直很在意身體的腰痛和肩痛症狀。

不光是久站的工作型態，加上大量使用手臂和手部，這麼多年來肩膀始終處於僵硬的狀態。但是，這大概就是美髮師的職業病吧，一想到這輩子或許就是這樣，我也就沒有做出什麼行動。

就在這時，我嘗試了吉田醫師教我的鎖骨按揉運動，並且在按揉的過程中感到僵硬的部位被鬆開，逐漸溫熱起來。用手一摸才發現，不管摸到哪都是一片僵硬。

尤其是那些硬得有如石頭的部位，光是將皮膚捏起來就感到一陣劇烈疼痛。我沒想到自己的身體竟然可以緊繃成這樣。直到從吉田醫師那裡學會鎖骨按揉，我才

開始對鎖骨產生意識。每一次在工作中為客人剪髮和洗頭，都會用到鎖骨。再怎麼習以為常的動作，只要有意識地活動鎖骨，就能讓肩膀變得輕鬆許多。

我以前都不知道原來鎖骨這麼重要，真的是讓人恍然大悟。這個方法不但能靠自己完成，又有效，就連不擅長運動的我也覺得自己能持續做下去。

在那之後，我持續了將近一年的鎖骨按揉。多虧如此，肩膀不再像以前那麼痛了。更神奇的是，甚至連腰痛也消失了。就我的情況而言，或許是鎖骨周圍的僵硬導致腰部緊繃也說不定。

也因為嚐到了甜頭，最近，我開始也捏一捏其他在意的地方。尤其是因久站而疲勞的大腿和小腿，按揉起來特別舒服。偶爾甚至覺得比泡澡還要有效。為了能繼續以美髮師的身分服務客人，我今後也會仰賴鎖骨按揉來緩解肩頸痠痛。

經驗談④

缺乏運動的大學生活使肩頸周圍越來越緊繃。不過，一做完鎖骨按揉後，肩膀馬上變得輕鬆多了

東京都　松永沙緒里小姐（二十一歲／大學生）

大概從三年前開始，肩膀僵硬和手腳冰冷的問題就一直困擾著我。直到高中，我都有參加學校籃球社的社團活動，從來都沒有肩頸痠痛或腰痛的問題。但是，上了大學之後，每天都在專注聽課，一到下午肩膀和脖子就會硬得跟石頭一樣！尤其是右肩，有時候真的會痛到受不了……。大學生活缺乏運動也是一個原因，我一直以為只要稍微活動一下身體就會好。但是，這三年來變得越來越僵硬的肩膀和脖子，就算去揉它也沒有好轉。甚至連從小學就有的手腳冰冷也變得更嚴重了。

就在這時，朋友告訴我鎖骨按揉運動的做法。她有定期在吉田醫師的物理治療所接受治療，因為效果出奇好才告訴我。我沒有固定時間去，但每一次做完療程肩膀都會變得輕盈許多。

感覺眼周的血液循環也跟著變好，整個眼睛都明亮多了。因為在課堂中沒辦法做，我都是在下課時間或是剛洗完澡時做鎖骨按揉。

大約在我持續兩個禮拜之後，平時冷冰冰的手腳開始變得暖和起來，連指尖也是溫熱的。我的四肢冰冷似乎和鎖骨有關。這件事對我來說是一個大發現，心情終於不再像先前那麼鬱悶。最近，我會在入秋天氣變冷之前就開始做鎖骨按揉，對我來說鎖骨按揉已經是生活中的一部分。

也許是看我經常在做，就連媽媽也跟著加入鎖骨按揉的行列。我的媽媽從以前就有肩頸痠痛的問題，我小時候常常幫她搥背。開始鎖骨按揉之後，她也覺得自己的症狀改善許多。以我媽媽的情況來說，主要是鎖骨外側比較緊，不容易鬆開來。不過，差不多第三天的時候，就聽到她開心地說：「變軟了！」鎖骨按揉好處多多，我想今後也會跟家人一起持續下去。

經驗談⑤

開始鎖骨按揉後，終於不再怎麼睡都累，肩頸痠痛的問題也得到了改善

東京都　安村保先生（七十四歲／退休）

從五、六年前開始，我就經常在半夜中醒來，而且越來越沒辦法好好睡覺。明明睡了很久，卻總是覺得很疲憊。「睡不好」不只會給肉體帶來負擔，也會對精神造成影響。在白天總是呵欠連連，連動都不想動，幾乎一整天都只想躺在床上。漸漸地，我在家裡只會坐著看電視，連發呆的時間也越來越長了。

老婆對我這樣的生活再也看不下去，便介紹了吉田醫師給我。檢查過我的身體狀況後，吉田醫師建議我進行鎖骨按揉。

儘管當下感到半信半疑，我還是試著在當場操作一遍。一做完，肩膀馬上就變輕鬆多了，就連脖子也能自在地轉動。然而，睡得好不好和鎖骨按揉之間是否真的有關聯，我的心裡仍然對此抱持疑問。沒過多久，這個疑問就被化解了。當天夜裡，

我安穩地睡了一整晚，中間一次都沒醒來！

在那之後，我試著在每天早上、中午和洗完澡各做一次鎖骨按揉。在第四天，壓在胸口的那股緊繃終於得到解放，感覺肩膀和脖子的僵硬都有了改善。

我發現自己睡得比以前更好，早上醒來時的頭痛也消失了。鎖骨按揉已經是我每日必做之事。我會在早上刷牙時進行，這樣就不怕忘記。

我不知道這是否也與鎖骨按揉有關，最近在家裡快速上下樓梯時，也不再像以前那樣喘了。

也許這就是將鎖骨按揉持續半年而不間斷的效果。雖然偶爾會在睡夢中醒來，但還是能好好睡著。和以往不同，現在的我會在白天出外活動身體。鎖骨按揉真的很簡單，我想今後每一天都會持續下去。

經驗談⑥

肩膀周圍的僵硬持續了三年之久，但是在開始鎖骨按揉後，只花兩個禮拜就讓硬梆梆的肩膀變得像果凍一樣柔軟

千葉縣　藤原美和小姐（五十五歲／家庭主婦）

大約在三年前左右，肩膀周圍的僵硬就難以消除，去美髮沙龍時也經常被設計師說「您的肩膀還滿緊繃的耶！」當我覺得僵硬的程度變嚴重時，就會去給人整骨或推拿。雖然療程剛結束時感覺還不錯，僵硬也得到了舒緩，但是隔天醒來又變回原狀……。那個時候一個禮拜至少要去給人家按摩一次，症狀嚴重時甚至連續去兩天……。就在我對這種事情要持續到什麼時候不禁感到不安時，多虧他人的介紹，我認識了吉田醫師。

不光是仔細地確認我的姿勢和身體狀況，就連鎖骨活動不良這點，吉田醫師也

注意到了。吉田醫師分別讓我體驗普通地抬起手臂，以及在壓著鎖骨的情況下試圖抬高手臂，我發現當鎖骨處於壓迫狀態時，手臂根本重得抬不起來。沒想到單靠一個鎖骨就能讓身體的動作產生變化，我真的很驚訝。就是在那個時候，吉田醫師建議我做鎖骨按揉運動。

開始鎖骨按揉後，第二天就覺得症狀有好一些。坦白說，那並不是什麼明顯的改善，畢竟是僵硬了一整年的肌肉，應該沒有那麼容易解決，我傾盡全力地繼續嘗試。一開始吉田醫師也有對我說，我的情況可能需要多花點時間，而這也是我持續下去的要因。在那之後大約過了二年，鎖骨按揉仍然存在於我的生活中。

其實，按揉了兩個禮拜之後，我那硬得有如石頭的肩膀就變得像果凍一樣軟！現在去美髮沙龍都不會再被人家說肩膀硬了。當然也沒有再跑整骨和推拿。最近因為肩膀幾乎不怎麼硬，有時候還會忘了做鎖骨按揉。但是為了不要前功盡棄，我想之後也會繼續按揉下去。

經驗談⑦

從高中困擾至今的肩頸痠痛和頭痛，都靠鎖骨按揉有了改善，連臉部的水腫都消了

東京都　淺沼真由美小姐（三十四歲／上班族）

在我還是高中生的時候，慢性的肩頸痠痛和頭痛就一直跟著我。然而，經歷了結婚、生小孩、育兒等人生大事，生活的忙碌使我難以撥出時間處理這些問題。休完產假的第一個月，也許是重回職場和帶小孩的疲憊吧，嚴重的頭痛和肩頸痠痛又找上我……。最近，只要一轉動左肩就會發出喀喀的聲響。雖然只是發出聲音而已，並不會痛，但我還是很在意。我曾經試過電視和雜誌上介紹的伸展操和推拿，雖然肩頸痠痛的問題有得到改善，但是肩膀的喀喀聲還是存在。

就是在那個時候，我知道了鎖骨按揉。我試著在按壓和捏起皮膚時活動肩膀，結果所有喀吱喀吱的聲音都消失了，可以說是即刻見效。

後來還有一件令我暗自驚奇的事，那就是臉上的水腫也不見了。我從以前就特別在意臉上的水腫，尤其是在冬天的時候。每次都會看一些臉部淋巴按摩的書作為參考，也照著書上的指示操作，卻不是那麼有效。根據吉田醫師的說法，應該是因為鎖骨下方分布著淋巴系統，而該部位的按揉可以促進淋巴循環。

起因於肩膀發出的聲響才開始的鎖骨按揉，竟然還能消除水腫，真的讓我非常驚訝。

最近，光只是鎖骨對我來說已不足夠，我聽從吉田醫師的教導，開始在手臂和手部的皮膚進行按揉。我推薦的按揉部位是手肘下方，靠近外側的皮膚。以我的情況來說，也許是智慧型手機使用過度，造成這個部位的肌肉比較容易緊繃。

像這樣子，靠自己找出身體僵硬的地方並加以按揉和改善，真的是挺好的。

經驗談⑧

生完小孩後經常頭痛發作，藉由鎖骨按揉好轉許多，僵硬的肩頸肌肉也放鬆了

東京都　垣內麻美小姐（三十八歲／上班族）

身為三個孩子的母親，我在生完第三胎後，頭痛的發作次數變得很頻繁。雖然之前也常常頭痛，但從來沒有這麼密集過。嚴重的時候還會伴隨頭暈，只能躺在床上休息。由於還得上班，這讓我養成一感覺身體不對勁就趕緊吃藥的壞習慣。

就是在這個時候，透過朋友的介紹，我前往吉田醫師的肩部專業調理沙龍。儘管我的主訴並不是肩痛，吉田醫師仍仔細地聽我描述症狀，並確認我平時的姿勢和手臂的活動狀況。診察完畢後，吉田醫師指出一些有問題的動作，以及肌肉退化的部位。

令我特別驚訝的是，鍛鍊腹肌之後，抬起手臂就變得輕鬆多了！根據醫師的說

法，懷孕會造成腹部周圍的肌肉退化，導致身體姿勢不佳。這件事讓我再一次體會到姿勢的重要性。

吉田醫師還教我在家裡也能做的鎖骨按揉運動。在按揉的過程中，可以感覺肩膀逐漸溫熱，原本僵硬的部位也慢慢鬆軟起來。不光是如此，就連頭痛和暈眩的症狀也有減緩。鍛鍊腹肌和鎖骨按揉是我近期的例行公事。

另外，還在唸小學的大女兒也開始有樣學樣，跟著我一起作鎖骨按揉。當然腹肌也有跟著一起練（笑）。我問女兒做完有什麼感覺，她說「感覺肩膀變輕了！」

我本來還以為小學生應該不會有什麼肩膀僵硬的問題……。最近電視上有報導，沉重的書包會讓越來越多的小學生出現肩頸痠痛和腰痛的問題，而女兒的書包確實比我以前唸小學時還重。

仔細瞧著女兒背書包的模樣，感覺她的鎖骨一直被書包的肩帶壓迫著。「書包背太重有可能影響鎖骨的活動」，吉田醫師的這句話，讓我決定之後也要和女兒一起做鎖骨按揉。畢竟，我不希望她像我一樣為頭痛問題所苦。

經驗談⑨

經常提重物走路使肩膀痛得幾乎抬不起來，多虧鎖骨按揉才讓肩部活動變得順暢許多

神奈川縣　相原茉莉花小姐（十九歲／大學生）

我是醫學系的學生，過著被學業搞得暈頭轉向的大學生活。和高中唸書時不同，每天都得面對艱深又廣泛的醫學專業知識。當然，唸書雖然辛苦，畢竟是攸關他人生命和健康的工作，必須全力以赴才行！然而，也許是自己太拚命的緣故，從以前就覺得不太舒服的右肩膀，自從上了大學就經常感到疼痛。就算休息了一整晚，早上醒來也沒有任何好轉。肩膀僵硬久了，總覺得連脖子和頭也跟著一起痛，沒辦法集中精神唸書讓我覺得很困擾。

我是在高中的時候發現肩頸周圍的異常。特別是準備考試的期間，每天都要背大量的教科書和參考書上下學，加上學校規定不能背後背包，只能斜背學校的書包，那段時間真的對單側肩膀造成很大的負擔。也因為這樣，嚴重的時候就算將包包放

下來，也沒辦法將肩膀上舉。那個時候會定期給人整骨推拿，可是推拿的後勁實在痛得要人命。

我就是在那個時候知曉鎖骨按揉運動的存在。一開始先試著在鎖骨上方靠近脖子那一帶按揉，光只是這樣，就覺得肩膀有好一點。值得一提的是，只要將肩膀周圍的皮膚捏起，再讓脖子朝左右兩側轉動，就可以依據疼痛的部位知道是哪塊肌肉緊繃！鎖骨按揉既簡單又有效，我想把它融入我的日常生活中。剛開始做的時候，光是捏起皮膚都會痛，現在幾乎沒什麼阻礙，反而是捏來捏去，試圖找出會痛的部位。那種痠爽的感覺真的會讓人上癮（笑）。多虧嘗試了鎖骨按揉，才能讓緊繃的鎖骨周圍放鬆，真是太好了。

最近，我會在休息時間和朋友一起做鎖骨按揉。本來都是躲在不會被人注意的地方偷偷地做，結果被朋友發現，問說：「妳在幹嘛？」……（笑）。和擁有共同煩惱和目標的朋友共度時光非常重要，鎖骨按揉運動也成為了一種重要的交流方式。

經驗談⑩

上半身往前傾的電腦操作姿勢造成肩膀和腰部疼痛，藉由鎖骨按揉得到改善。就連頭痛也消除了！

琦玉縣　春日美月小姐（二十一歲／大學生）

由於姿勢不佳造成肌肉緊繃，每當我長時間保持同一個姿勢，就會覺得很難受。即使我坐著，若不立刻做些伸展，就會痛得坐不住……。就算這麼說，我也不知道什麼才是正確的姿勢。加上因為我是學生，在我用電腦打報告之類時，容易因為專注，讓眼睛與螢幕的距離越來越近，使身體維持在上半身嚴重前傾的狀態，造成肩膀和腰部疼痛。眼睛的疲勞和乾澀也是頭痛的成因。似乎只要電腦用得太兇，頸部和鎖骨周邊的肌肉就會變得僵硬，連帶引起頭痛。

我試著在鎖骨周圍實際操作，感覺就像是將緊繃的肌肉和筋膜鬆開，確實有效。而且做法很簡單，就算只做一點點也能感受到身體的變化，我今後也想繼續做下去。

以我的情況來說，不管怎麼捏都只捏到表層的皮膚。吉田醫師總是會提醒我，不捏深一點很難有效果。因為我不太懂肌肉的知識，反而捏得太深擰到肌肉，又被醫師提醒（笑）。即便如此，多虧醫師細心的指導，我的捏揉手法也慢慢進步到會被稱讚的程度。

還有一件被教授提點的事情，那就是我在上課時的坐姿並不好。我的臉經常被長髮遮住，聽教授說，我似乎有在抄筆記時將脖子向右歪的習慣（我自己是完全沒發覺）。也許就是長期向右傾斜才會讓右側肩膀變得容易僵硬吧？確實和左肩比起來，右邊的肩膀更容易緊繃。平時的姿勢真的很重要。有意識地保持良好姿勢感覺有點困難，我覺得可以偶爾起來大大地伸個懶腰，活動筋骨拉伸肌肉，讓身體重新活絡起來。

經驗談⑪

一做完血液循環就變好，就連脖子痛也治好了。尤其是對付落枕，不管何時都立即見效！

東京都　松嶋亞紀小姐（四十七歲／上班族）

年輕的時候並沒有那麼嚴重，但這幾年落枕的次數變得非常的頻繁。有時候很快就恢復了，有時候就算給人家推拿也沒什麼改善。長期的話甚至會連續二到三天，脖子一直處於落枕的緊繃狀態。

就是在那個時候，我從吉田醫師那裡學會鎖骨按揉運動。首先找出感覺疼痛的部位，接著捏起附近的皮膚慢慢地按揉。捏揉一段時間後，會感覺皮膚溫熱起來，血液循環也變好了。一個部位大概持續五秒左右，只要做五分鐘就能感覺落枕好了一大半。立即見效這一點真的很有幫助，誠心推薦給各位。

第9章

日常生活習慣也能改善頭頸肩困擾

改善僵硬和疼痛問題的生活習慣

為了緩解肩頸痠痛、脖子痛、頭痛等問題，本章將為您說明平日生活中該留意的「姿勢」和「習慣」，並為您介紹能改善肩頸痠痛的伸展操。配合鎖骨按揉運動，有助於防止僵硬和疼痛。請持續進行，讓它成為一種日常習慣。

符合這些特徵的人，容易肩頸痠痛

長時間維持不良姿勢，容易造成頸部和腰部的負擔，長久下來形成肩頸痠痛和腰痛症狀。那麼，什麼樣的姿勢會導致這些問題呢？讓我們回顧一下自己的日常生活吧！姿勢這種東西，也就是你自己的生命歷程。我們每個人都是以自己活過的歲數換來現在的姿勢。這麼一想，「改變姿勢」，似乎也能與「改變人生」劃上等號。

容易導致肩頸痠痛的姿勢

前幾章和各位提及的「頭部向前突出」，就是容易導致肩頸痠痛的姿勢。專業術語稱為頭部前移（forward head posture），長期維持這種姿勢會導致頸椎弧度變形，趨於僵直甚至反轉。這種姿勢特別容易在使用電腦等桌上作業時出現，是日常生活中需要留心和矯正的姿勢之一。

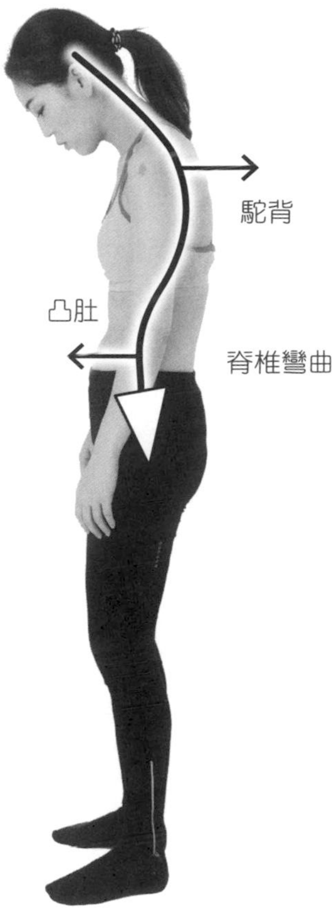

頭部向前突出的姿勢
容易導致頸椎僵直

注意桌上作業時的姿勢

現代社會中，無論是在工作還是家庭，都大幅增加了電腦的使用機會。想像一下自己長時間盯著螢幕時的模樣。是不是都保持著頭部往前傾的坐姿呢？

如同第28頁所述，頭部的重量占了人體體重的一〇％。例如，體重五十公斤的人，頭部的重量約為五公斤。即便是抬頭挺胸的筆挺站姿，頭部也得支撐近五公斤的頭部。您知道當頭部往前傾時，頭部將會負擔多少重量嗎？每向前傾斜十五度時約二倍，傾斜四十五度時約四倍，而傾斜六十度時，頭部承重將高達五倍，以範例的五十公斤來說，足足重達二十五公斤。

尤其是使用電腦時，需格外留意姿勢。若是對眼前的工作過於專注，身體會不自覺地縮短螢幕與眼睛之間的距離。這種現象難以避免，盡可能安排休息的空檔，活動一下筋骨。

您有智慧型手機成癮嗎？

不只是電腦作業的姿勢，最近，智慧型手機的操作也漸漸變成肩頸痠痛的成因。左下插圖的坐姿，在頭部向前突出、駝背又翹腳的狀態下使用智慧型手機，不但容易造成骨盆歪斜，還會導致肩頸痠痛、頭部疼痛、頭痛及腰痛，不可不注意。

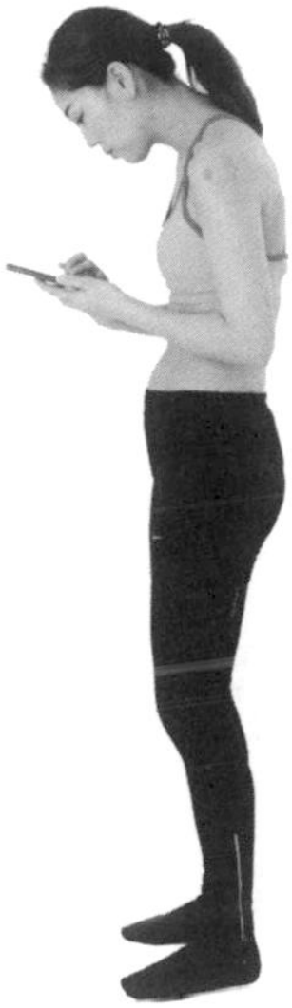

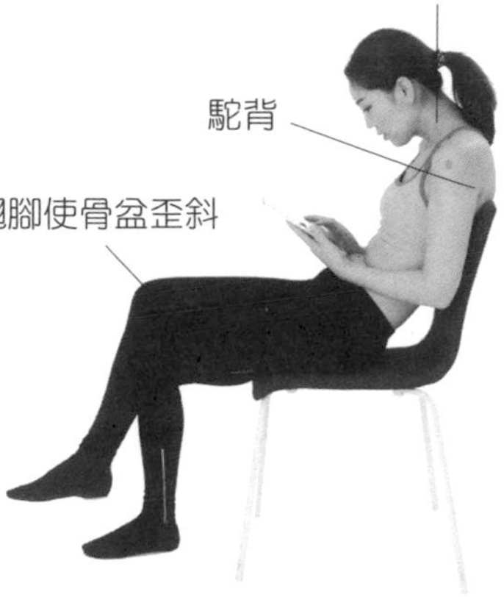

使用智慧型手機的時候，頭部是否有朝前方突出？

頭頸前傾的姿勢百害而無一利？

「注視螢幕」是使用電腦和操作智慧型手機的共通點。長時間觀看電腦螢幕可能會導致由眼睛疲勞引起的頭痛和肩頸痠痛，除此之外，頭部前傾也是造成頸部肌肉疲勞的一大原因。當人體頭部前傾時，頸部後方的肌肉會一直處於施力狀態，長久下來形成慢性疲勞。為了支撐頸部與頭部的重量，頸部前側的肌肉收縮，後側的肌肉則被拉伸。

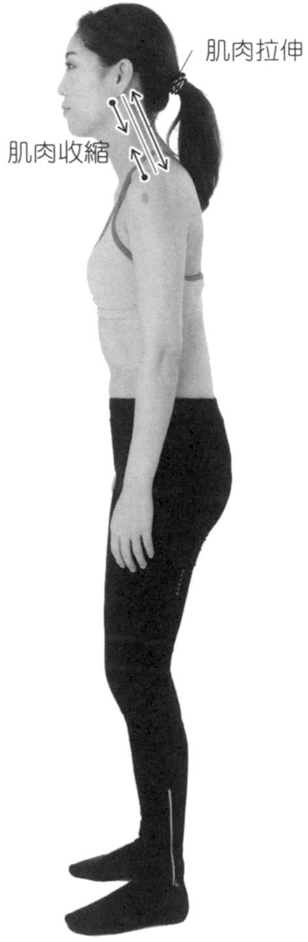

頭部前傾會導致頸部後方肌肉拉伸

緩解肩頸痠痛的伸展操

目前為止，我們已知頭部前傾的姿勢會導致頸部僵直、駝背及凸肚，最後演變成肩頸痠痛。

為了解決這個問題，我們必須自然地做出將頭部向後拉的姿勢。然而，光是記得「將頭部往後退」或是「縮下巴」等這些指令，身體很快就會對有意識的動作感到疲累，無法持續太久。

以下將為各位介紹能將下顎和頭部自然往後縮的伸展操。

只要頭部位置對了，脊椎就能挺直。這個伸展操不但能緩解肩頸痠痛又能消除多餘的贅肉，一舉兩得。配合鎖骨按揉運動，將伸展操融入每天的生活中吧。

從下一頁開始，將為各位說明三種簡單的伸展操。伸展時間很短也沒有關係，重要的是定期而持續地進行。建議一次做三組，每一個伸展動作持續五秒。

①胸鎖乳突肌伸展操　拉伸脖子前方

「無法縮下巴」是導致頭部前傾的其中一個原因。有這類情況的人，首先請伸展頭部前側。這個動作可以拉伸胸鎖乳突肌，詳細請參照本書第102頁介紹的鎖骨上內側按揉。

長期保持頭部前傾的姿勢，會使胸鎖乳突肌變得越來越短。不論在誰身上，它都是一塊容易變得僵硬和無力的肌肉。實際上，胸鎖乳突肌僵硬縮短的人並不多，感到緊繃的大多是在頸部後方。避免症狀加劇，平時可多多伸展頸部前方。

作法如左頁所示，用雙手壓住胸口後，將下顎抬向天花板。正面、右側、左側，在逐一改變方向的同時拉抬下巴，就能完整伸展頸部前側。

1

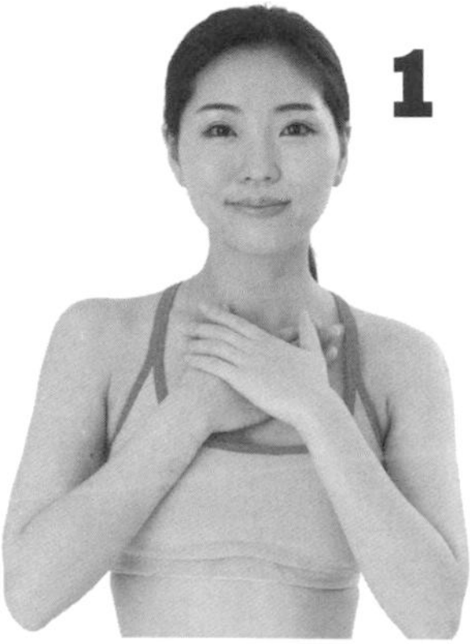

以雙手壓住胸口（鎖骨下方），緊緊貼住皮膚並將其往下推。

2

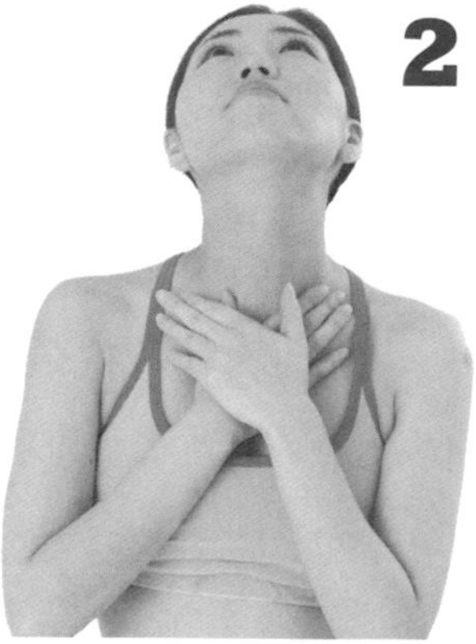

仰望天花板，將下顎往前推。抬起下巴的同時，記得要用雙手將皮膚往下壓。如果只是將頭往上抬，則無法達到伸展胸鎖乳突肌的效果。

3

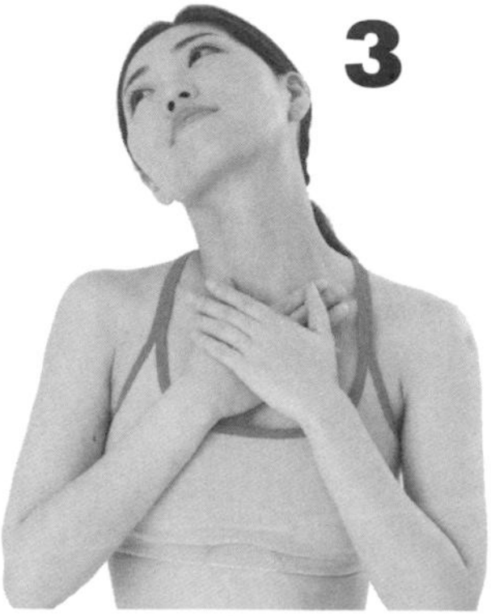

將下顎抬向天花板的同時，頭部略微向右轉，伸展脖子左側的胸鎖乳突肌。

4

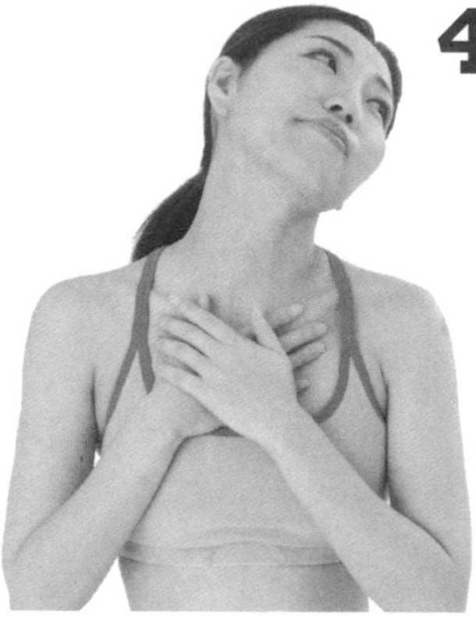

將下顎抬向天花板的同時，頭部略微向右轉，伸展脖子右側的胸鎖乳突肌

② 胸大肌和胸小肌伸展操　拉伸胸部深層

接下來是拉伸胸部深層的肌肉，伸展胸大肌和胸小肌。

這是在舉起物體，或是做伏地挺身時經常鍛鍊的肌肉，幾乎一整天都會使用到。例如寫字，用餐、刷牙、化妝等，只要是活用雙手的動作，胸大肌和胸小肌就會發揮作用。附帶一提，出於使用頻率，這兩塊肌肉大多在慣用手的那一側比較發達。

頻繁的使用容易造成胸大肌和胸小肌緊繃。胸鎖乳突肌緊縮的人，胸肌往往也會僵硬。為了緩解僵硬的胸肌，便必須有意識地活動鎖骨和肩膀。試著將雙臂朝外側扭轉，保持挺胸。重點是深呼吸的同時縮下巴。這個動作可以有意識地使用平時沒注意到的鎖骨，同時也是鎖骨的後縮運動。動作時，不只是伸展肌肉，也要注意鎖骨的活動。

抬頭挺胸，讓手臂朝外側扭轉。
保持深呼吸，並將下巴往內縮。

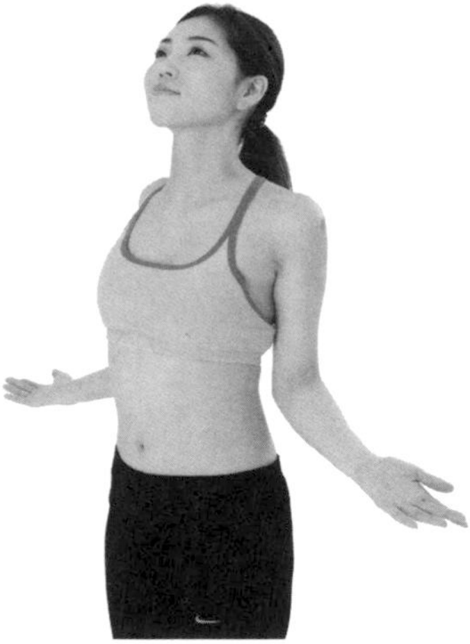

③菱形肌伸展操　拉伸後背

最後是伸展位於兩側肩胛骨之間，屬於後背肌肉的菱形肌。長時間處於頭部前傾姿勢的人，有可能會在頸部後方和背部累積贅肉。長年累月下來，這些增長的肉（脂肪）並不好消除。贅肉總是在姿勢不良時形成。例如腹部周圍，長期駝背的人，由於腹肌缺乏使用和衰退，導致小腹往前突出。久而久之腹部就會累積贅肉，脖子和背部的肉也是同樣一個道理。

好不容易做了①和②能讓下顎後縮的伸展操，卻仍有背後的贅肉在阻礙。菱形肌伸展操能改善這種情況，有助於矯正駝背和消除贅肉。

拱背縮腹，將手臂朝前方伸展。

這個伸展操也是鎖骨的前突運動，請在伸展的同時一併注意鎖骨的活動。

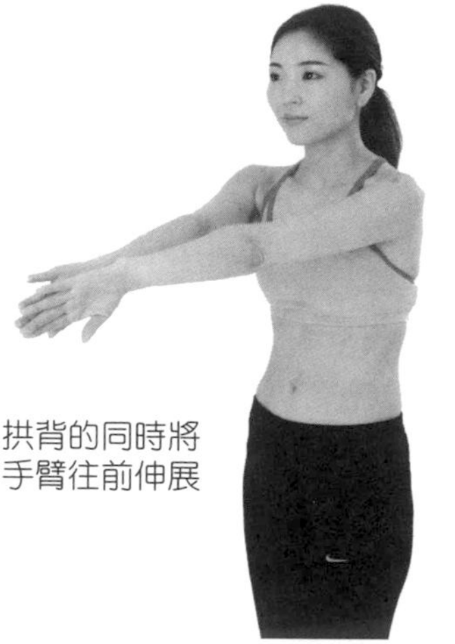

拱背的同時將
手臂往前伸展

緩解肩頸痠痛的飲食

規律而均衡的飲食也有助於改善肩頸痠痛、脖子痛和頭痛。人體是由食物組成的，這麼說一點也不誇張。平時是否有暴飲暴食？吃太多和喝太多都對身體無益。另外，在夏天喝冰飲或吃下過多寒涼食物，也會造成內臟的負擔。內臟疲勞會影響血液循環，進而導致肩頸痠痛。

據研究，當肩膀出現疼痛症狀時，身體會在睡眠中修復受傷的組織。不過，睡前攝取充足營養才能讓身體的修復機能發揮作用。至少在睡前三小時吃完晚餐，給腸道足夠的時間消化休整，才能擁有優質的睡眠。

「眼睛疲勞」也被認為是造成肩頸痠痛的原因之一。除了平時可在眼周多加按摩，日常生活中的飲食也有幫助。

藍莓中的維生素A和花青素被認為可改善眼睛的視覺功能。最近市面上也開始販賣相關的營養補充品，方便外食族攝取。此外，菠菜含有的葉黃素，以及醋、梅乾和柑橘類水果富含的檸檬酸也能幫助緩解眼睛疲勞。

還有一種礦物質，對肩頸痠痛的各種症狀都有幫助。礦物質中的「鎂」具有鬆弛肌肉的作用，它能放鬆長時間保持相同姿勢及壓力等造成的肌肉僵硬，有助於改善血液循環。鎂對身體的助益近似於泡溫泉的功效。飲食方面，常見於海鮮類、海藻、烤海苔和五穀雜糧等食物。

慢性的肩頸痠痛有可能導致神經受到肌肉壓迫，長期下來造成神經細胞的損害。貝類和動物性蛋白質中富含的維生素B_{12}可以修復神經功能的損傷，並改善細胞的新陳代謝。平時可多吃蛤蜊、蜆仔、魚及肉類，以攝取身體所需的礦物質。另外，蛋和大豆中含有的維生素E和皂素也有助於促進血液循環。

對於肩頸痠痛症狀嚴重，每天都痛得受不了的人，首先該做的是修復受損區域。

維生素B_1是一種能改善肩頸痠痛的營養素。它可以加速乳酸代謝，避免肌肉累積疲勞

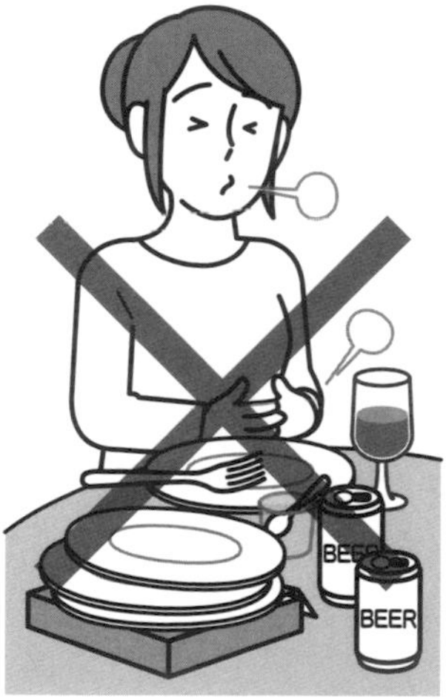

物質。維生素B_1廣泛存在於豬肉，芝麻，大豆和糙米中。可再配合攝取富含大蒜素的食物，例如洋蔥、大蒜和青蔥，會更有成效。

緩解肩頸痠痛的泡澡方式

泡澡可以改善肩頸痠痛嗎？

有些人能透過泡澡舒緩肩頸痠痛和頭痛問題，有些人則不行。這種差別以頭痛特別顯著。

可以在泡澡後得到舒緩的頭痛，大多屬於「緊張型頭痛」。緊張型頭痛也被稱為頸因性頭痛。

這類型頭痛起因於頭部向前突出的不良姿勢（頭部前移），導致頸部周圍神經受到壓迫，引起疼痛。這是最常見的頭痛類型，約占所有頭痛的七〇～八〇％。

另一方面，頭痛在泡澡後反而變得嚴重的人，有可能是「血管性頭痛」。血管性頭痛俗稱偏頭痛，依據環境變化、工作壓力和飲食等各種因素，使血管激烈收縮或擴張，導致頭頸部周圍神經受到壓迫。和緊張型頭痛相比較不常見，約占了所有頭痛的一〇～二〇％。

血管性頭痛在女性中比男性更常見。

如果您因為緊張性頭痛而出現肩頸痠痛和脖子痛的症狀，泡澡會是一個有效的舒緩方式。將洗澡水的溫度控制在四十度上下，先讓身體適應水溫，再慢慢浸泡至肩膀的位置。在浴缸中浸泡十～十五分鐘，讓全身暖和起來。泡澡時間並不是越久越好，泡到讓身體稍微出汗的程度即可。泡澡超過三十分鐘有可能導致皮膚乾燥，也會使身體更容易感到疲勞。

肩頸痠痛，代表連接頭頸部的斜方肌和提肩胛肌處於緊繃狀態。若您飽受肩頸痠痛和僵硬之苦，熱敷頸部周圍可以有效處理疼痛。其實，就算將身體浸泡在浴缸中，也很難使脖子暖合起來。可以用浸泡熱水的溼毛巾熱敷脖子，或是直接在浴缸內按摩頭部。透過溫熱頭部周圍，讓全身變得暖和。

相反地，以血管性頭痛的情況來說，長時間泡澡反而會加劇頭痛。記得在浴缸裡浸泡五分鐘左右就要起身。

大多數人都以為用熱水溫暖身體可以使身體核心溫度升高，然而實際情況卻恰恰相反。人體具有恆定性，英文稱為「Homeostasis」，即使身處的環境發生變化，也有維持體溫恆定的機制。

將身體浸泡在熱水中，可以使體表溫度急速升溫。而人體為了維持穩定的核心溫度，會消耗大量能量來防止體溫過熱。這也就是泡澡時間拖太久反而更容易疲累的原因。務必將泡澡時間和溫度控制在適宜的程度。

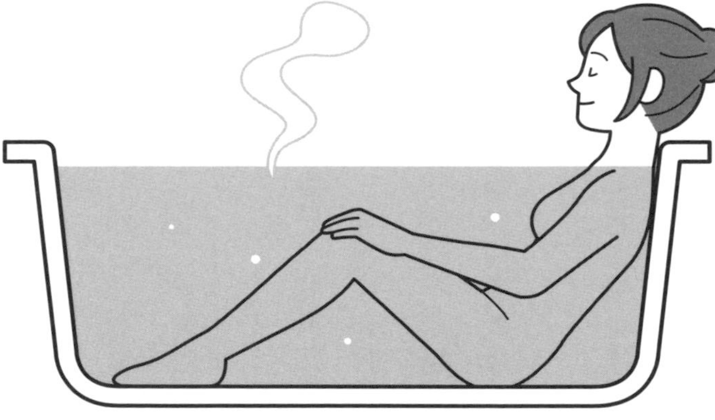

緩解肩頸痠痛的入睡姿勢

充足的睡眠對身體修復受損組織有非常大的幫助。人體的自律神經分為交感神經和副交感神經，當人醒著時，日常生活中的各種活動和運動，皆須仰賴交感神經的運作。另一方面，副交感神經則在入睡時作用，幫助身心放鬆。副交感神經的活躍可以促進身體的修復機能，換句話說，睡不好是各種疾病的大敵，有優質的睡眠才能早日康復。而想要睡得好，就得避免干擾睡眠的相關因素。

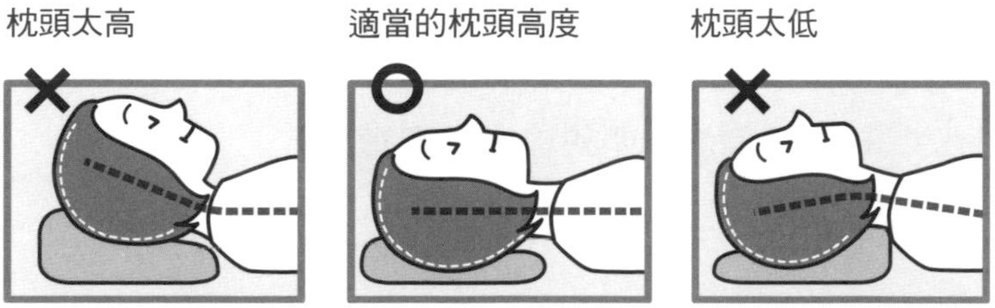

為了保持理想的睡眠姿勢，必須有支撐頭部和頸部的適當角度。

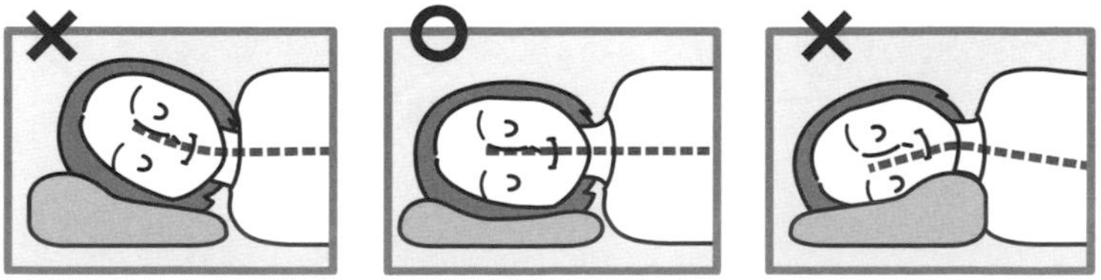

無論仰睡還是側睡，都要確保身體和頭部呈現水平，枕頭不能太高或太低。

特別是長年受肩膀痠痛所苦的人，往往在睡夢中被痛醒好幾次。這被稱為「夜間疼痛」。夜間疼痛嚴重的人，必須先給自己一個舒適的睡眠環境。

有兩個部位的位置在入睡時十分重要，分別是：

①頭部位置

②肩膀位置

以仰躺姿勢來說，若是頭部位置過於前傾，會壓迫到頸部周圍和手臂的神經。要是覺得枕頭太高使頸部過度屈曲，試著換一顆高度偏低的枕頭吧。同樣地，如果以側躺的姿勢入睡，枕頭太高太低都不好。調整枕頭高度，盡可能讓脊椎和頭部呈現一直線。

肩膀兩側的線條與床鋪平行

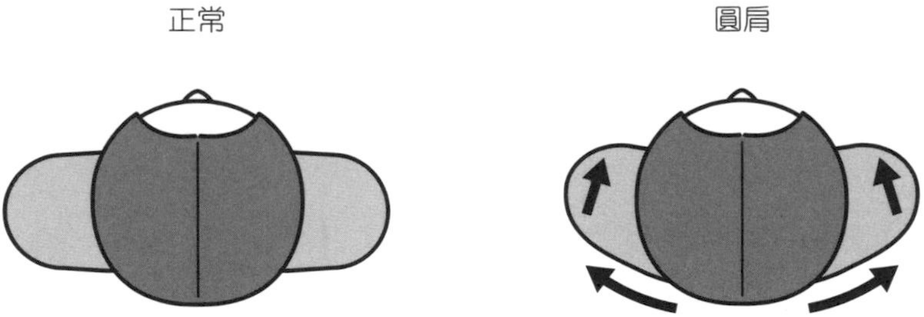

圓肩會使入睡時的肩膀一直處於承受壓力的狀態

最近，有些店家也開始提供訂製枕頭的服務。假如肩頸痠痛和脖子痛的原因出自於枕頭，可能不是那麼容易改善。若您長期有肩頸痠痛問題，也可以試著從枕頭下手，興許有所助益。

肩頸痠痛的人，往往容易因肩部肌肉緊張，久而久之形成圓肩。圓肩的人只要一仰躺，肩膀就會受到重力影響被壓向身體的後方（床鋪的方向），引起痠麻和疼痛。

以仰睡來說，可以將毛巾墊在肩膀和手肘下方。另外，由於手臂靠攏的姿勢容易讓肩膀緊張，可以試著在睡覺時將毛巾或靠枕夾在腋下，讓手臂與身體之間騰出空間。若是習慣側睡，抱著抱枕會更容易入眠。

活用毛巾和靠枕

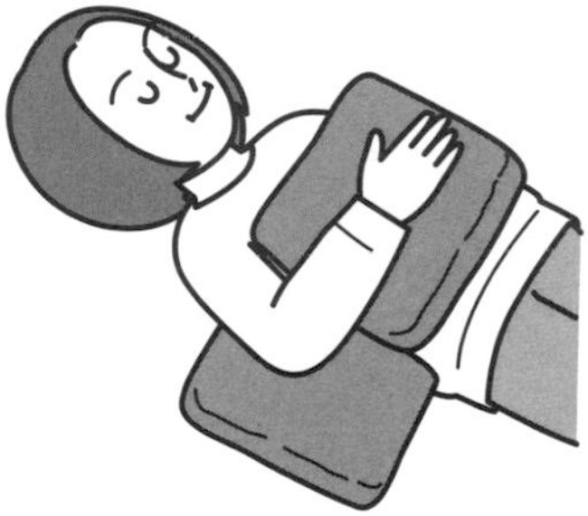

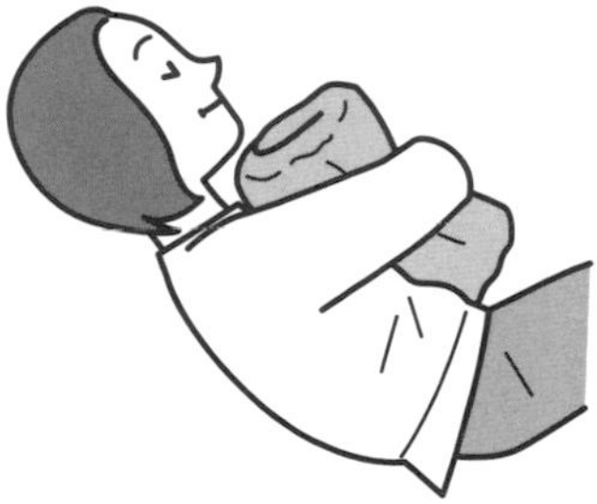

建議各位在睡覺時，用毛巾或靠枕把身體和床鋪之間懸空的地方填滿。
側睡時，抱著抱枕會更容易入眠。

有沒有常常在睡覺時磨牙或緊咬牙齒？

壓力和疲勞會讓人在睡眠中無意識的磨牙和咬緊牙關，這不僅會刮傷牙齒，還會導致頸部周圍的僵硬和頭痛。

試著用手指觸摸臉頰和下顎的肌肉。如果在按壓時感到疼痛，代表您的下顎、頭部，以及肩頸肌肉可能處於緊繃狀態。先以手指輕輕按摩臉部肌肉，若是您的肩頸問題在放鬆臉部肌肉後有所改善，原因很有可能出自於夜間磨牙和緊咬。最近是否覺得壓力很大？是不是讓身體太疲累了呢？

臉部周邊肌肉

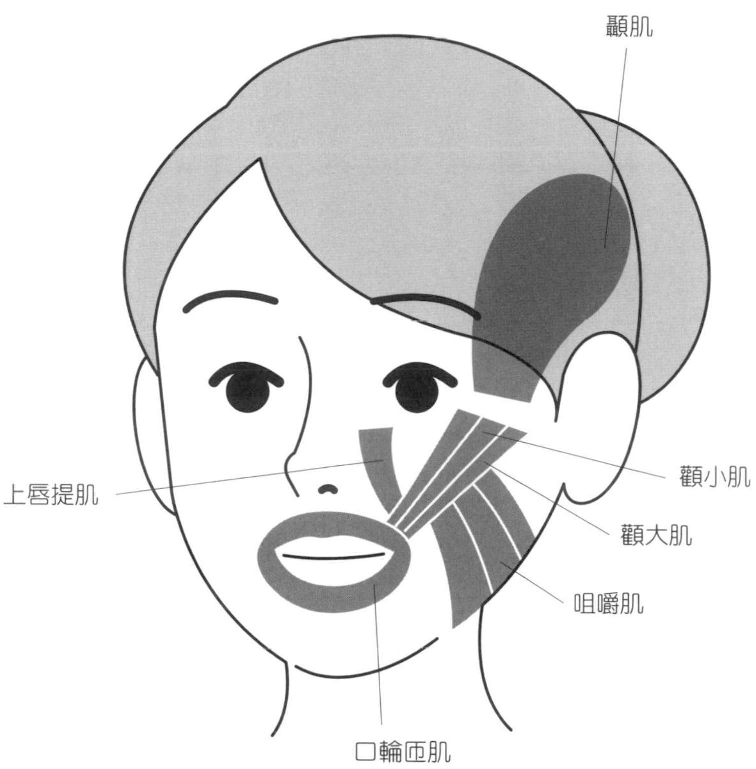

輕輕按摩臉部周邊肌肉的顴大小肌和咀嚼肌

結語

各位讀者覺得如何呢？素來容易被忽視的鎖骨，其實是活動肩膀時不可或缺的骨骼。由於平時都不會意識到它的存在，所以當你注意到它，並且有意識地使用它，效果將非常顯著。是否也掌握了鎖骨按揉運動的操作方式？只需捏住鎖骨周圍的皮膚並將其鬆開，一個部位施行五秒左右即可。重點是每天都要持續，持之以恆，一定能感受到身體的改變。

除了鎖骨按揉運動之外，姿勢和電腦及智慧型手機的過度使用也與肩頸痠痛、脖子痛和頭痛有關。透過日常生活中的留心和伸展，許多僵硬和疼痛問題都能得到改善。

每隔一小時就站起來休息一下，伸展緊繃的肌肉，讓身體放鬆一下吧。我們的目標是讓身體擺脫疲勞和僵硬。當身體狀況走下坡，家務和工作的效率也會跟著急轉而下。為了自己和家庭的未來，請務必讓自己擁有一個健康的身體。

衷心希望各位能藉由鎖骨按揉及改變生活習慣，從肩頸痠痛、脖子痛和頭痛的煩惱中解放。

二〇一九年二月吉日　吉田一也

高寶書版集團
gobooks.com.tw

HD 115
5秒解痛！按揉鎖骨，消除肩、頸、背痠、止住頭痛
肩こり、首痛、頭痛は鎖骨を5秒ほぐすだけでなくなる

作　　者　吉田一也
譯　　者　高秋雅
主　　編　吳珮旻
編　　輯　賴芯葳
美術編輯　黃馨儀
內頁排版　賴姵均
企　　劃　鍾惠鈞
發 行 人　朱凱蕾
出　　版　英屬維京群島商高寶國際有限公司台灣分公司
　　　　　Global Group Holdings, Ltd.
地　　址　台北市內湖區洲子街88號3樓
網　　址　gobooks.com.tw
電　　話　（02）27992788
電　　郵　readers@gobooks.com.tw（讀者服務部）
　　　　　pr@gobooks.com.tw（公關諮詢部）
傳　　真　出版部（02）27990909　行銷部（02）27993088
郵政劃撥　19394552
戶　　名　英屬維京群島商高寶國際有限公司台灣分公司
發　　行　英屬維京群島商高寶國際有限公司台灣分公司
初版日期　2019年12月
日文版人員
攝影：近藤豐（帝國寫真）
模特兒：寺井奈央（SPLASH）
插畫：宮下やすこ
企劃：企画のたまご屋さん（森久保美樹）
責編：川內昭治（主婦之友社）

國家圖書館出版品預行編目（CIP）資料

5秒解痛！按揉鎖骨，消除肩、頸、背痠、止住頭痛 / 吉田一也著；高秋雅譯. -- 初版. -- 臺北市：高寶國際出版：高寶國際發行, 2019. 12
面；　公分. --（HD 115）

譯自：肩こり、首痛、頭痛は鎖骨を5秒ほぐすだけでなくなる!

ISBN 978-986-361-760-0（平裝）

1.肌筋膜放鬆術　2.按摩

418.9314　　108018562